Necesidad de Creencias

Coordinadora Editorial: *Alba Flores Reyes*

Editor: *Diego Molina Ruiz*

Copyright © 2017 Diego Molina Ruiz (Editor)

Edita: sapientiaEd diegomolinaruiz@gmail.com

Coordinadora Editorial: Alba Flores Reyes

Diseño de portada: Diego Molina Ruiz

Imagen de portada: María López Zapata

Título de la obra: Necesidad de Creencias

Libro número 11

Serie: Notas sobre las 14 Necesidades de Virginia Henderson

Primera edición: 25/10/2017

Nº de páginas: 131

Autora: María Naranjo Adame

Autora: Isabel María Gayango Cardoso

All rights reserved / Todos los derechos reservados

ISBN-10: 1979202206
ISBN-13: 978-1979202206

Edición impresa en papel y ebook disponible en:
www.amazon.com y www.amazon.es

TÍTULO DE LA OBRA:
NECESIDAD DE CREENCIAS

LIBRO NÚMERO 11
SERIE: NOTAS SOBRE LAS 14 NECESIDADES DE VIRGINIA HENDERSON

AUTORAS:
MARIA NARANJO ADAME
ISABEL MARÍA GAYANGO CARDOSO

EDITOR: *Diego Molina Ruiz*

Libro 11 NECESIDAD DE CREENCIAS

PRESENTACIÓN

El arte de cuidar remota desde tiempos inmemorables, con una constante evolución de la evidencia científica, nuevos descubrimientos, técnicas así como mejoras en los procedimientos actuales.
Estamos en un momento en el que la calidad de la salud es más que la propia vida, y el equilibrio entre la mente y cuerpo es aquel que hace que una persona alcance su máximo esplendor y satisfacción en la vida. La Independencia es sinónimo de salud.
El lector puede comprobar gratamente el más actual abordaje hasta el momento de manera concisa y completa de los procedimientos en cada una de las 14 necesidades de Virginia Henderson: respiración, alimentación, eliminación, movimiento, sueño y descanso, arreglo personal, temperatura, higiene, seguridad, comunicación, creencias, crecimiento personal, entretenimiento y aprendizaje. De esta manera ayuda tanto a los estudiantes como a los profesionales a subsanar los errores que podamos estar cometiendo actualmente o a completar carencias actuales que presentemos en nuestros cuidados basados siempre en la mejor evidencia disponible.
La referencia a los cuidados está presente en todo el recorrido de la colección. Hoy en día no sería posible el abordaje del cuidado del paciente como ser biopsicosocial sin reconocer el aporte cada miembro del equipo sanitario. Por ello esta colección aporta el enriquecimiento multidisciplinar y cooperación de las diferentes categorías profesionales sanitarias. En este aspecto, en la colección se contempla una amplia visión de las actuaciones centradas en el paciente y no tanto hacia la técnica.
Nuestra profesión avanza a pasos agigantados y nosotros, como no puede ser de otra manera, con ella.
En palabras de la propia Virginia Henderson "La enfermera es temporalmente la conciencia del inconsciente, el amor de vida para el suicida, la pierna del amputado, los ojos del recientemente ciego, el medio de locomoción para el infante, y una voz para aquéllos demasiado débiles para hablar".

Alba Flores Reyes
Coordinadora Editorial

EDITOR: *Diego Molina Ruiz*

Libro 11 NECESIDAD DE CREENCIAS

DEDICATORIA

El presente libro en particular y la colección "Notas sobre las 14 Necesidades de Virginia Henderson" a la que pertenece, en general, van dedicados a todas las personas interesadas en alguna de las necesidades que aquí se tratan. Y en particular a las personas que cuidan, sean familiares, profesionales o amigos. Y también a todas las personas interesadas en conocer o practicar todo el saber que su lectura ofrece.

¡Salud y Ánimo!

Diego Molina Ruiz

EDITOR

CONTENIDO

1	Introducción	1
2	Doctrinas	3
3	Factores	9
4	Valoración PAE	13
5	Diagnósticos	21
6	Protocolos	27
7	Apoyo Emocional	65
8	Resumen	75
9	Bibliografía	79
10	Anexos	87

AGRADECIMIENTOS

A todo el elenco de autores que han hecho posible la elaboración del presente libro y en su conjunto toda la colección que forman la serie denominada "Notas sobre las 14 Necesidades de Virginia Henderson". A su coordinadora editorial y a un equipo de profesionales que destacan por su incansable interés por indagar en éstas necesidades y la innovación basada en la evidencia. El conocimiento apoyado por la investigación y la experimentación de prácticas clínicas que conforman la experiencia del trabajo diario. Con la observación y recogida de las anotaciones necesarias para ser plasmadas y compartidas a través los textos incluidos en ésta obra.

1 INTRODUCCIÓN

A lo largo este libro nos centraremos en describir y dar a conocer distintas actuaciones de Enfermería que beneficiarán al paciente desde el punto de vista de sus creencias y valores.

Para ello, nos centraremos en el modelo de las catorce necesidades básicas de Virginia Henderson, concretamente en la necesidad once, las creencias y valores.

La necesidad de creencias y valores es descrita por Virginia Henderson como una necesidad de auto-realización; es decir, la capacidad que tiene la persona para explorar, conocer y promover, sus propios principios, valores y creencias. Así mismo, es descrita como la capacidad de la persona para manejar esas cuestiones a efectos de elaborar y elucubrar el sentido que le desea dar a la propia vida y a su paso por la sociedad.

A lo largo del tiempo, se ha producido cierta confusión en la utilización de los términos creencia y valor. Por ejemplo, asociar todo lo que implica el término creencia con religión. El factor religioso tiene un papel importante en el quehacer cultural de la persona, pero ello no implica el dotar a la palabra creencia de un significado mucho más plural y al margen de la religión. De este modo, se incluirían las creencias humanistas y las creencias de tipo más cotidiano.

Lo mismo ocurre con el término valor. Los valores varían en función de la persona; es decir, dependiendo de su experiencia y edad. Por ello, hay que tener en cuenta ya bien sean éticos o estéticos, su fluctuación.

Para seguir continuando, es necesario definir una serie de conceptos:
- *Religión*: Conjunto de creencias o dogmas acerca de la divinidad, de sentimientos de veneración y temor hacia ella, de normas morales para la conducta individual y social y de prácticas rituales, principalmente la oración y el sacrificio para darle culto[1].

- *Cultura:* Conjunto de modos de vida y costumbres, conocimientos y grado de desarrollo artístico, científico, industrial, en una época, grupo social etc[1].
- *Valores:* conjunto de normas adquiridas por la comunidad que regulan el comportamiento humano en la sociedad[1].
- *Creencia:* Firme asentimiento y conformidad con algo[1].
- *Fe:* conjunto de creencias de alguien, de un grupo o de una multitud de personas[1].
- *Ideología:* Conjunto de las ideas fundamentales que caracteriza el pensamiento de una persona, colectividad o época, de un movimiento cultural, religioso o político, etc. [1].

El sistema de valores y creencias de la persona constituye su esencia más íntima, su universo simbólico por lo que se hace necesario abordar esta necesidad de una manera amplia y no solo desde el punto de vista religioso. Este sistema, se va formando de forma progresiva a partir de una cierta edad, lo que conlleva consigo un proceso de cambio permanente y conflicto, siendo necesario explorar los valores y creencias tanto de niños como adultos.

La importancia de esta necesidad radica en que toda persona necesita una serie de valores y creencias para poder desarrollarse como tal.

Según Virginia Henderson, esta necesidad al igual que las demás, parten del principio de que todos los seres humanos tienen una serie de necesidades básicas que deben satisfacer. Dichas necesidades, son normalmente cubiertas por cada individuo cuando está sano y tiene los suficientes conocimientos para ello. De acuerdo con este modelo, la persona desea ser independiente y se esfuerza por conseguirlo, es un todo complejo y si una necesidad no está satisfecha el individuo se convierte en un ser dependiente que requiere la intervención enfermera.

La enfermera dentro del desarrollo de su función, debe respetar todas las religiones y creencias, y a su vez conocerlas para facilitar la asistencia sanitaria a personas de distintas culturas. Así mismo, deberá conocer los valores y creencias de los pacientes para ayudarlos en el proceso de salud – enfermedad.

2 DOCTRINAS

2.1. CATÓLICOS
Aborto y uso de anticonceptivos.
La postura más simbólica de la Iglesia Católica es el rechazo a la anticoncepción hormonal; la cual permite únicamente los métodos naturales de anticoncepción (control del ciclo de fertilidad y restricción de las relaciones sexuales durante la ovulación de la mujer) y al aborto, prohibido firmemente e identificado como homicidio [2].

Sin embargo, estas posturas varían dependiendo del contexto histórico y geográfico. Como ejemplo, podemos destacar a la Iglesia Protestante, más condescendiente en cuanto a prácticas de control de la reproducción[2].

Técnicas usadas durante el parto.
La Iglesia Católica deja en poder de los padres el control de una serie de técnicas:
- Para el control del dolor, la administración de la analgesia epidural es mayoritaria entre la población cristiana [3].
- La lactancia materna se prioriza como la mejor opción respecto a la alimentación artificial, no solo por considerarse el alimento ideal, sino por favorecer además el vínculo materno-infantil [4].
- Para los cristianos, el rito de la circuncisión en los niños, se considera una representación anticipada del Bautismo, por lo que se considera como lícita entre los fieles cristianos.

Según la ley, para que pueda realizarse dicha técnica los dos progenitores deben dar su consentimiento, practicarse en un centro médico y bajo condiciones de asepsia. Por el contrario, cualquier lesión relacionada con la misma, será considerada como delito o imprudencia [5].

- La mayoría de las denominaciones cristianas, no tienen ninguna objeción bíblica o canónica al uso de vacunas o inmunoglobulinas [6].

Donación de órganos

La donación de órganos se entiende como un acto de caridad y gran valor ético siempre y cuando existe consentimiento libre y desinteresado. Los últimos Papas animan a los creyentes a donar insistiendo en la necesidad de salvar vidas y evitar sufrimientos [7].

La extremaunción.

El paciente o sus familiares pueden solicitar la unción solo y exclusivamente en el caso de enfermedad grave, tantas veces como sea necesario, por parte de un sacerdote católico o de ministros no católicos en cuyas iglesias sea válido dicho sacramento [8].

Por otro lado, los niños y niñas en peligro de muerte pueden ser bautizados de urgencia, lo que se conoce bajo el nombre de agua de socorro[9].

Ritos funerarios.

Los católicos creen firmemente en la resurrección y la vida eterna. En lo que al cuerpo se refiere, no se precisa ninguna preparación especial tras la muerte [10].

Para ellos, la sepultura precede a la cremación. En cuanto a la sepultura, debe realizarse en cementerios u otros lugares sagrados. Respecto a la cremación, se prohíbe esparcir las cenizas, repartirlas entre familiares o tenerlas en casa. Las cenizas deben mantenerse en algún lugar sagrado [11].

2.2. TESTIGOS DE JEHOVÁ

Transfusión sanguínea.

Los testigos de Jehová rechazan la introducción de sangre al cuerpo por cualquier vía: transfusión de sangre, medicación o productos derivados de la sangre o comida. Los componentes de la sangre que rechazan son: hematíes, leucocitos, concentrados plaquetarios y plasma. Por el contrario, la gran mayoría si aceptan otros hemoderivados como lo son las vacunas, fibrinógeno, albúmina, gammaglobulina, factores de la coagulación VIII y IX etc. [12].

Existen una serie de supuestos en los que el facultativo podrá transfundir sangre [13].

- En el caso de menores de 12 años que no comprendan el

alcance de lo que le van a decidir, se podrá transfundir contra su voluntad y la de sus padres. En este caso, es recomendable autorización judicial.

- En menores de 16 años:
    - Si tanto los padres como el menor rechazan la transfusión, se tratará a dicho menor como adulto en cuanto al proceder de la no transfusión.
    - Si los padres rechazan y el menor la acepta, se puede proceder a la transfusión.
    - Por el contrario, si los padres aceptan y el menor la rechaza, el médico tendrá que hacer prevalecer la opinión del menor frente a la de los progenitores.

- En situaciones de urgencia vital en las que el paciente sea incapaz de manifestar su voluntad, y en las que no exista un documento de voluntades anticipadas, el médico podrá decidir, aunque exista el rechazo por parte de los familiares[13].

Donación y trasplante de órganos.
La donación y trasplante de órganos está permitida siempre y cuando no lleve implícito el recibir sangre de otra persona y ser transfundidos durante la operación [14].

La muerte.
Los testigos de Jehová, prefieren la cremación frente al entierro sin existir un rito funerario como tal, aconteciendo el velatorio en un sitio sencillo y carente de símbolos religiosos [15].

2.3. MUSULMANES
El tabú del sexo.
Los musulmanes son personas decorosas y el hecho de desnudarse les supone una gran preocupación. Por ello, prefieren recibir cuidados de personas del mismo sexo siendo recomendable preguntarles de parte de quién prefieren recibir atención [10].

Alimentación.
Antes de comenzar, cabe destacar el significado de la palabra *halal* como el conjunto de prácticas permitidas por la Ley Islámica [16].

De entre las Condiciones que deben reunir los alimentos para ser considerado *halal* encontramos:

- No puede contener ninguna sustancia o ingredientes prohibidos ni componentes cuya procedencia sea de sustancias prohibidas.
- Su proceso de elaboración, almacenamiento y transporte deberá hacerse bajo los utensilios recogidos en el Corán.
- No puede haberse producido el contacto con sustancias o productos prohibidos durante la elaboración, producción, procesado, almacenamiento y transporte.
- Solo puede consumirse carne de animales que hayan sido sacrificados bajo el rito islámico.

Como alimentos y bebidas prohibidas encontramos [16]:

- Las bebidas alcohólicas.
- Toda carne de animal no sacrificado bajo el ritmo islámico.
- La carne de cerdo, jabalí, la sangre y sus derivados.
- Gelatina de cerdo, los aditivos alimentarios, emulsificantes etc.

Sexualidad y proceso de embarazo.

- La menstruación es un tema tabú. Se oculta tenerla hasta a las familias y durante los días que dura la misma, las mujeres tienen prohibido entrar a lugares sagrados, rezar, ayunar, tocar el Corán etc. Así mismo, el mantener relaciones sexuales queda prohibido [17].

- Durante la infancia, se les practica la circuncisión a los niños, más concretamente entre los tres y cuatros años de edad [17].

- El uso de anticonceptivos está justificado por prescripción médica. Solo se permite el método del calendario y el coito interrumpido como formas de contracepción aceptadas [17].

- Existe un mal seguimiento del embarazo por parte de las mujeres musulmanas. El perfil de esta mujer es de origen rural y sin instrucción [17].

- Durante el proceso del parto, excepto en las clínicas privadas donde se permite la presencia de la pareja, está prohibida la entrada de familiares durante el mismo [17].

- El aborto solo está permitido en aquellos casos en los que constituya un peligro para la madre. Quedan excluidos del proceso de aborto los casos de violación o incesto, problemas del feto etc[17].

- El parto tiene lugar mayoritariamente en hospitales y son atendidos por ginecólogas y comadronas [17].

- Después del parto el padre puede recitar en el oído derecho del recién nacido la *llamada a la oración*[17].

- Todos los recién nacidos tienen que tener la cabeza rapada como indicativo de pureza al nacer [17].

- En el caso de que la madre no pueda amamantar al bebé, lo puede hacer una mujer de parentesco cercano [17].

La muerte.
Los musulmanes no creen en la reencarnación y si en la resurrección, como comienzo de otra fase de la vida. Cuando fallece la persona, se le coloca en decúbito lateral derecho orientado hacia la Quibla; es decir, hacia el punto orientado a La Meca [15].

La incineración, está totalmente prohibida y el cuerpo se entierra orientado hacia La Meca mientras se le dedica la lectura del Corán o parte del mismo [15].

2.4. BUDISTAS
Medicación.
Los budistas pueden negarse a tomar analgésicos ya que asocian la toma de los mismos con el no mantener clara la mente, aspecto muy importante para su religión [10].

Así mismo, prefieren intervenciones de tipo no farmacológicas para controlar el dolor como la meditación y relajación. Para ello, debemos intentar proporcionar un ambiente tranquilo y relajado donde puedan llevar a cabo estas actividades [10].

Alimentación.
La gastronomía budista es prácticamente vegetariana y aborrecen los productos de carne animal incluyendo aquellos que se utilizan para la fabricación de medicamentos [10].

El proceso de elaboración y alimentación se define como un proceso de gratitud y compasión hacia los productos que se están manejando. El fin único de esta norma, es la reflexión y toma de consciencia de la importancia que tiene la alimentación para la supervivencia [18].

La muerte y donación de órganos.

Los budistas consideran muy importante esta transición ya que antes y durante del periodo agónico la conciencia se prepara para la *disolución* (el cuerpo pierde toda su fuerza, se queda sin energía). Se debe intentar minimizar la interacción con el paciente [10].

Se recomienda la asistencia durante este proceso de personas cualificadas para la lectura de oraciones, textos y recitación mientras se les asiste [16].

Por otro lado, como sanitarios tenemos que intentar mantener el cuerpo lo más quieto posible y evitar quitarle los objetos personales que lleven en ese momento [10].

Respecto al cadáver, se prepara con formol para que las familias puedan tenerlo en casa antes de la incineración, cuyo objetivo es la liberación del espíritu del cuerpo. Posteriormente, las cenizas se esparcen en un río [20].
Los familiares pueden cantar y rezar en voz alta y solicitar el quemar incienso o velas [10].

Respecto a la donación de órganos, hay familias que no donan los órganos ya que como hemos mencionado con anterioridad el proceso de liberación del cuerpo del espíritu dura unos tres días y durante los mismos, el cadáver no puede manipularse[14].

3 FACTORES

3.1. BIOFISIOLÓGICOS

- Edad y etapa de desarrollo: las creencias e ideologías de las personas según la etapa de desarrollo en la que se encuentren varían significativamente. Las creencias y valores se forman y transforman en un proceso de socialización donde la familia, el colegio, los medios de comunicación, los amigos etc. juegan sin duda un papel importante [13].

Progresivamente, van conociendo[19]:
- Las reglas de la sociedad en la que se ven inmersos.
- Los comportamientos que predominan.
- Sus conocimientos y su forma de vivir.
- La forma de expresar sus sentimientos y valores.

- Gestos y expresiones corporales: La comunicación no verbal es la que más información transmite durante el proceso de comunicación. En ella podemos distinguir entre otros, estos dos factores englobados dentro de los componentes asociados al comportamiento. Estos, adquieren distintos significados según el contexto y la edad de la persona [20].

Para el análisis de los gestos tenemos que tener en cuenta: Los movimientos de la cara, manos, brazos, piernas, cabeza y el cuerpo en su totalidad. Este análisis nos proporcionará información acerca del estado de ánimo de la persona o sobre la valoración de algo o alguien [20].

Por otro lado, las posturas son más difíciles de estudiar y en ella se valoran: la forma de estar de pie, de sentarnos e incluso la forma de caminar. Comunican intensidades emocionales y expresan nuestro estado de ánimo en un momento determinado [20].

Respecto a la mirada, podemos transmitir nuestro estado emocional o las intenciones que tenemos [20].

Por último, el contacto personal definido también como comunicación táctil y como una forma importante de relación interpersonal. Dentro del contacto personal, es sin duda, el tacto la forma más cercana de comunicación la cual nos indica proximidad y solidaridad [21].

3.2. PSICOLÓGICOS
- Creencia del yo y capacidad de autoconcentración: Hace referencia a las valoraciones positivas que los educadores inculcan en la mente de la persona; es decir, aquellas conductas que se catalogarán como buenas y en función de las mismas, las recogerá y realizará [22].

- Compromiso personal: Nuestro compromiso personal nos lleva a tomar las cualidades y fortalezas que hacen que hoy seamos lo que somos y formar una vida basada en lo que realmente son nuestros gustos y pasiones. Con ello, seremos capaces de adquirir compromiso respecto a nuestro día a día, problemas sociales, pérdidas y cuestiones esenciales [23].

- Motivación: definida como el interés que tiene la persona por el propio aprendizaje. Sin embargo, tenemos que diferenciar dos tipos [24]:
  - Intrínseca o aquella que nace del interior de la persona para satisfacer sus deseos de crecimiento personal.
  - Extrínseca o aquella que mueve a la persona a obtener recompensas externas.

- Emociones: Están directamente relacionadas con la influencia que pueden ejercer en la forma de pensar y en las creencias de las personas.

- Acceso progresivo a la espiritualidad: El interés hacia ritos de cualquier índole (religiosos, políticos, morales), valores y coherencias de actitudes.

3.3. SOCIOCULTURALES

- Cultura: Influencias procedentes tanto de nuestro entorno más cercano como influencias familiares, así como aquellas procedentes de los medios de comunicación y nuestro contexto social.

- Religión: El practicar una determinada religión lleva consigo una serie de creencias y valores determinadas que influirán directamente en la satisfacción de la necesidad (véase punto dos).

4 VALORACIÓN PAE

4.1. VALORACIÓN DE LA NECESIDAD

Consiste en un proceso planificado, sistemático, continuo y deliberado de recogida e interpretación de datos sobre el estado de salud del paciente. La valoración de enfermería es[25]:

- Un proceso. Constituye la primera fase del proceso.
- Planificado. Pensado, no improvisado.
- Sistemático. Requiere un método para su funcionamiento.
- Continuo. Comienza cuando el paciente entra en contacto con el sistema de cuidados enfermeros y continúa el tiempo que le es necesario.
- Deliberado. Requiere de una actitud reflexiva y consciente.

Así mismo, la valoración consiste en el punto de partida del Proceso de Enfermería, siendo la base sobre la que se sustentan todas las fases siguientes. Por ello, es imprescindible una buena recogida de datos, así como su confirmación y organización antes de plantear los diagnósticos de enfermería [25].

Esta valoración debe realizarse de manera individualizada, ya que cada persona interactuará de manera diferente con el ambiente. Por ello, el proceso de valoración debe ser continuo y realizarse en todas las fases del proceso enfermero [25]. Desde el punto de vista funcional, encontramos dos tipos de valoración [25]:

- Valoración inicial: aquella que se realiza en la primera toma de contacto entre el paciente y enfermería. Permite recoger datos generales sobre los problemas de salud del paciente, así como ver los factores que influyen en ellos.
- Valoración continua: aquella que se realiza de forma progresiva durante todo el proceso de atención. Al contrario

que la valoración inicial, más generalizada, la valoración continua es más específica. Pretende tratar de manera focalizada un problema de salud real o potencial.

Según el objetivo al que vaya dirigido[25]:
- Valoración general: encaminada a detectar situaciones que necesiten la puesta en marcha de planes de cuidados por parte de enfermería.

- Valoración focalizada: aquella en la que la atención se centra en conocer aspectos específicos del problema detectado.

La valoración enfermera se desarrolla en dos fases o etapas. Estas fases son [25]:
- Recogida de datos.
- Evaluación de los datos recogidos y emisión del juicio clínico.

DATOS MÁS IMPORTANTES QUE DEBEN VALORARSE

En la fase de recogida de datos, reuniremos toda la información necesaria para poder identificar el problema, sus posibles causas e interferencias, así como el marco de actuación que llevaremos a cabo para solucionarlo.

Por ello, el objetivo de la recogida de datos es reunir información útil, necesaria y completa sobre el paciente. Así mismo, la información estará orientada al medio de trabajo en el que se encuentre la enfermera.

Una vez recogida la información, deberá ser clasificada y ordenada de forma coherente.

Las fuentes de datos pueden ser [25]:
- Primarias: aquellas que incluyen al paciente, familiares o amigos, la historia clínica etc.
- Secundarias: Textos de referencia, revistas profesionales etc.

El tipo de datos [25]:
- Objetivos: aquellos datos que se pueden medir mediante una escala o instrumento como la tensión arterial, temperatura, frecuencia cardíaca etc.
- Subjetivos: son aquellos datos que el paciente expresa; es decir, sentimientos y percepciones sentidos por el paciente.
- Históricos: Son aquellos sucesos que han ocurrido con anterioridad y nos ayudan a referenciar hechos en el tiempo como enfermedades crónicas, hospitalizaciones etc.
- Actuales: aquellos datos del problema de salud que acontece actualmente.

La recogida de datos se lleva a cabo mediante una *entrevista*. Con ella, podremos recoger datos subjetivos sobre el problema de salud a trabajar.
De entre los tipos de entrevista encontramos [25]:

- Formal: consiste en una comunicación con un fin particular, donde el profesional de la enfermería realiza la historia del paciente.
- Informal: consiste en una conversación o diálogo entre el paciente y la enfermera.

Como objetivos nos planteamos los siguientes:
a) En relación a la enfermera:
- Conocer las formas y procesos de comunicación.
- Desarrollar habilidades de comunicación.
- Desarrollar la escucha activa durante la entrevista.
- Conocer las fases de la entrevista.

b) En relación al paciente:
- Obtener información específica para el diagnóstico enfermero y la planificación de los cuidados.
- Facilitar la relación enfermera/paciente.
- Permitir al paciente informarse y participar en lo que a la identificación de sus problemas se refiere.
- Valorar la importancia de un esfuerzo conjunto entre la enfermera y el paciente para establecer un cambio de conducta saludable.
- Ayudar a la enfermera a determinar que otras áreas requieren de su intervención durante el proceso de valoración.

Partes de la entrevista:
- Inicio/fase inicial: La fase inicial de la entrevista es aquella en la que se produce la primera interacción con el paciente. Las actividades a realizar durante esta etapa son:
    - Presentación del profesional a realizar la entrevista.
    - Confirmación de la identidad del paciente.
    - Recabar información acerca de sus preocupaciones actuales.
    - Información sobre la duración de la entrevista.
    - Insistir en la confidencialidad de la entrevista.
    - Aclarar la finalidad de la entrevista.
    - Interpretación de las señales verbales y no verbales del paciente [25].

- Cuerpo/fase intermedia: En el cuerpo de la entrevista se realiza la entrevista propiamente dicha; es decir, nos centraremos en la obtención de la información necesaria. Para ello tendremos en cuenta:
    - Recoger la información de lo general a lo específico.
    - Anotar los datos recogidos brevemente sin necesidad de transcribir toda la información aportada por el paciente.
    - Ser flexible en cuanto al orden de presentación de las preguntas [25].

- Cierre/fase final: Es la fase final de la entrevista y en la cual se realizan las siguientes acciones:
    - Comunicar la finalización de la entrevista.
    - Agradecer la colaboración y atención prestada durante todo el proceso de la misma.
    - Preguntar si desea añadir algo más a la entrevista.
    - Presentar un resumen de los contenidos que se han tratado.
    - Aportar tareas a realizar por el paciente.
    - Despedirse de forma respetuosa y cálida [25].

En la necesidad de creencias y valores, una vez conocida como se realizará la entrevista, debemos recoger datos relativos a [25]:

- Sentido de la vida (satisfacción con su vida, planes de futuro,
- Ideas/creencias importantes.
- Conflicto con valores/creencias personales.
- Conflicto/oposición familiar a las creencias y/o prácticas religiosas.
- Creencias religiosas familiares.
- Practica de alguna religión.
- Tipo de religión e importancia de la misma en su vida.
- Problemas para la práctica religiosa.
- Problemas adaptativos del niño/a a la religión y/o costumbres.
- Prácticas religiosas de riesgo para la salud de la persona.
- Valores/costumbres culturales.
- Tipo de costumbres culturales.
- Costumbres culturales de riesgo para la salud de la persona.
- Terapias para su salud.
- Conflicto de las terapias con sus creencias.

- Actitud ante conflicto con las terapias.
- Conflicto/preocupación por la vida-muerte
- Actitud ante de la vida-muerte.
- Conflicto/preocupación por el sufrimiento/dolor.
- Actitud ante el sufrimiento-dolor.
- Conflicto/preocupación por la enfermedad.
- Conducta incongruente con los valores.

EXAMEN FÍSICO COMPORTAMENTAL Y OBSERVACIÓN DEL ENTORNO

En esta fase del proceso de valoración, nos centraremos en la comunicación no verbal definiendo esta como un proceso multisensorial establecido de forma espontánea y que, a su vez, implica un conjunto de comportamientos no lingüísticos, a menudo inconscientes [26].

La importancia de la comunicación no verbal radicada en la funcionalidad comunicativa de la misma; es decir, en cuanto a comunicar actitudes y emociones, que pueden desarrollar gestos propios. El modo en que se llevan a cabo estas funciones varía dependiendo de la cultura[26].

Cada cultura posee un código de expresión diferente. Por ello, si desconocemos ese código puede afectar directamente al proceso de comunicación y a la eficacia del mismo [26].

Muchas de las formas de comunicación no verbal sólo pueden ser interpretadas a través del marco de referencia cultural que las sostienen. Las culturas, difieren de tres formas en el lenguaje no verbal [26]:

- Poseen una gran variedad de comportamientos sobre movimientos, posiciones del cuerpo, gestos, posturas etc.
- Presentan un conjunto de reglas que regulan que expresiones utilizar y bajo qué tipo de circunstancias.
- Se diferencian en la interpretación que se atribuye a los comportamientos no verbales de forma particular.

El lenguaje corporal:

Al lenguaje corporal se le conoce como Kinésica y se define como la disciplina que estudia los gestos de las personas, desde las expresiones faciales a los movimientos del cuerpo [26].

Los gestos pueden ser muy diferentes en modo y número de cultura a cultura. Se agrupan de mayor a menor expresividad comunicativa en tres tipos: los emblemas, los ilustradores, los reguladores y adaptadores. Los *emblemas* son aquellos gestos que tienen un significado específico y claro y funcionan como si se tratara de un término verbal como el movimiento de negación y afirmación con la cabeza, con un significado opuesto en los Balcanes y resto de Europa. Los *ilustradores* son gestos que van unidos al habla y sirven para ilustrar lo que se está diciendo como por ejemplo señalar hacia una calle cuando se está indicando una dirección. Los *reguladores* son gestos que mantienen y regulan las conversaciones entre dos o más interlocutores. Este tipo de gestos son menos conscientes como por ejemplo las muestras de afecto que se expresan a través del rostro. Por último, los *adaptadores* cumplen funciones adaptativas como satisfacer necesidades, dominar emociones… Pueden ser autodirigidos o gestos que se hacen con el cuerpo y van incrementándose a medida que aumenta la angustia como rascarse, frotarse etc. Así mismo, pueden dirigirse a objetos, para cubrir una tarea instrumental o descargar tensión y sentirse más seguro como el sostener un bolígrafo en las manos mientras se habla en público [26].

La postura es otro comportamiento de la kinésica. El modo de sentarse puede suponer múltiples interpretaciones y malentendidos como el hecho de cruzar las piernas al sentarse [26].

Las expresiones fáciles representan las manifestaciones más claras de la kinésica. A pesar de expresar estados de ánimo como alegría, tristeza, desilusión, enfado… sus manifestaciones pueden generar gran diversidad de opiniones dependiendo de la forma en la que se aprendan a manejar las emociones de forma culturalmente apropiada [26].

Por último, la mirada como una de las formas de comunicación no verbal más utilizadas. La cultura influye en la cantidad de contacto visual. Mientras que en unas culturas puede atribuirse el significado de confianza, en otras, evitar el contacto visual es símbolo de respeto [26].

Las distancias físicas:

La proxémica es la disciplina que se encarga del estudio de las distancias en la comunicación interpersonal. Se distingue entre espacio fijo, el semifijo y el dinámico [26].

El espacio fijo se encuentra influenciado directamente por los valores culturales. Por ejemplo, el espacio en las oficinas y el tamaño de los despachos pueden ser indicativos de estatus, poder, etc. [26].

El espacio semifijo hace referencia a los objetos móviles como el mobiliario, accesorios… lo que puede facilitar o dificultar la comunicación. El uso del espacio a menudo responde a necesidades de territorialidad [26].

Por último, el espacio personal es aquel que rodea inmediatamente al cuerpo físico [26].

El tacto:

El tacto se define como el componente más básico de la comunicación humana. En el proceso de comunicación táctil intervienen tanto elementos contextuales como las características de los participantes. Por ello, la interpretación que se haga va a depender del contexto cultural y ambiental, la relación entre los interlocutores, la intensidad, la duración del mensajee o la percepción del mismo como intencional o no [26].

Los factores que pueden influenciar en los distintos significados son: el estado de ánimo, la relación interpersonal percibida, las experiencias anteriores, la presión del tacto, el lugar del cuerpo, la duración, la percepción del mismo como a propósito o accidental, y el contexto [26].

Las culturas también se diferencian en el lugar del cuerpo a tocar, quién toca a quién, en lo que a las relaciones de género se refiere, así como las ocasiones o contextos donde tocarse está bien visto. Cada cultura va a distinguir entre los contextos donde pueden establecer una comunicación táctil [26].

Con frecuencia, un reflejo en la comunicación táctil en diferentes contextos culturales son el saludo, el beso y el abrazo. Los saludos son mensajes bastantes ritualizados y diversos y cada cultura posee su ritual específico. El beso como forma de saludo más común se diferencia en cuanto al número de besos y zona a besar. Por último, el abrazo como una de las formas más comunes de saludo, cuyas variaciones culturales pueden ser notables [26].

El olfato:

Los aromas representan la forma más antigua de comunicación dominante en la naturaleza. El olfato ocupa un lugar importante en la cotidianidad y recibimos y transmitimos multitudes de mensajes olfativos. No solo comunica cara a cara sino cuando alguien no se encuentra presente, como evocador de recuerdos, sentimientos, etc.[26].

Sin embargo, cada cultura valora de forma distinta dichos mensajes, lo que hace que convierta dichos mensajes en aceptables, deseables y rechazables. Por ejemplo, en algunas culturas árabes es costumbre oler el aliento como símbolo de afectividad [26].

MANIFESTACIONES DE DEPENDENCIA E INDEPENDENCIA

El concepto de dependencia e independencia va ligado al concepto de autonomía. Como autonomía entendemos a la capacidad de la persona para satisfacer las necesidades básicas por sí misma [27].

Por manifestaciones de independencia se entiende la satisfacción de una o varias necesidades mediante la realización de las acciones adecuadas por la persona en función de la edad, etapa de desarrollo y situación de salud en la que la persona se encuentre [27].

Por el contrario, con manifestaciones de dependencia entendemos la insatisfacción de la necesidad evaluada como consecuencia de acciones inadecuadas o insuficientes realizadas por la propia persona en función de su edad, etapa del desarrollo y situación de salud. Se debe asociar a las fuentes de dificultad: fuerza, conocimiento y voluntad [27].

En la necesidad de creencias, de entre la gran variedad de

manifestaciones que nos podemos encontrar destacan las siguientes [27]:
Manifestaciones de independencia.
- Concepción de un significado de la muerte y de la vida positiva.
- Realización de actividades según sus creencias.
- Busca y pide información realista sobre su enfermedad.
- Valora su dimensión espiritual.
- La persona es capaz de mantener sus creencias sin que estas influyan de forma negativa en su salud.
- La persona utiliza sus creencias para afrontar situaciones adversas o difíciles.

Manifestaciones de dependencia.
- Verbalización de conflictos internos sobre las creencias.
- Desplazamiento de la cólera hacia representantes religiosos.
- Puesta en duda de los valores y creencias a la hora de tomar una decisión.
- Concepción de un significado de la vida y de la muerte negativo.
- Sentimientos de soledad y culpabilidad.
- Conflicto entre las creencias y los tratamientos de salud.

5 DIAGNÓSTICOS

De entre los diagnósticos de Enfermería más comunes relacionados con la enfermedad encontramos los siguientes:

Sufrimiento espiritual.
Deterioro de la capacidad para experimentar e integrar el significado y propósito de la vida mediante la conexión con el yo, los otros, el arte, la música, la literatura, la naturaleza, y/o un poder superior al propio yo.

- Factores relacionados:
    - Auto alineación.
    - Soledad, alineación social.
    - Ansiedad.
    - Muerte y agonía propia o de otros.
    - Dolor.
    - Enfermedad crónica propia o de otros [28].

(Véase Anexo 1, 2)[29].

Sufrimiento moral.
Respuesta a la incapacidad para llevar a cabo las decisiones/acciones éticas/morales elegidas.

- Factores relacionados:
    - Conflicto entre los que deben tomar la decisión.
    - Conflictos culturales.
    - Decisiones en la etapa final de la vida.
    - Pérdida de autonomía.
    - Decisiones sobre el tratamiento [28].

Control de impulsos ineficaz.
Patrón de reacciones rápidas, no planeadas ante estímulos internos o

externos sin tener en cuenta las consecuencias negativas de estas reacciones para la persona impulsiva o para los demás [28].

Relación ineficaz.
Patrón de colaboración mutua que es insuficiente para cubrir las necesidades del otro [28].

Riesgo de relación ineficaz.
Riesgo de un modelo de colaboración mutua que es insuficiente para cubrir las necesidades del otro [28].

Riesgo de sufrimiento espiritual.
Riesgo de deterioro de la capacidad para experimentar e integrar el significado y propósito de la vida, mediante la conexión de la persona con el yo, otras personas, el arte, la música, la literatura, la naturaleza y/o un poder superior a uno mismo.
- Factores de riesgo:
    - Ansiedad agotadora.
    - Baja autoestima.
    - Bloqueo del amor hacia uno mismo.
    - Malas relaciones.
    - Abuso de sustancias.
    - Pérdida de un ser querido.
    - Enfermedad mental.
    - Desastres naturales [28].

(Véase Anexo 3)[29]

Disposición para mejorar el bienestar espiritual.
Patrón de experimentación e integración del significado y propósito de la vida mediante la conexión con el yo, los otros, el arte, la música, la literatura, la naturaleza o un poder superior al propio yo que es suficiente para el bienestar y que puede ser reforzado [28].

(Véase Anexo 4, 5, 6) [29]

Conflicto de decisiones.
Incertidumbre sobre el curso de la acción a tomar cuando la elección entre acciones diversas implica riesgo, pérdida, o supone un reto para los valores y creencias personales [28].

Ansiedad ante la muerte.
Sensación vaga e intranquilizadora de malestar o temor provocada por la percepción de una amenaza real o imaginada para la propia existencia [28].

Deterioro de la religiosidad.
Deterioro de la capacidad para confiar en las creencias y/o participar en los rituales de una tradición religiosa en particular [28].

Riesgo de deterioro de la religiosidad.
Riesgo de deterioro de la capacidad para confiar en las creencias religiosas y/o participar en los ritos de una tradición religiosa en particular[28].

Disposición para mejorar la religiosidad.
Capacidad para aumentar la confianza en las creencias religiosas y/o participar en aquellos ritos de una tradición religiosa en particular que es suficiente para el bienestar y que puede fortalecerse [28].

Sufrimiento moral.
Respuesta a la incapacidad para llevar a cabo las decisiones/acciones éticas/morales elegidas [28].
- Factores relacionados:
    - Conflicto entre los que deben tomar la decisión.
    - Conflictos culturales.
    - Decisiones en la etapa final de la vida.
    - Pérdida de autonomía.
    - Decisiones sobre el tratamiento [28].

5.1. RESULTADOS
Calidad de vida.
Definición: Alcance de la percepción positiva de las condiciones actuales de vida.
(Véase Anexo 7)[30]

Salud espiritual.
Definición: Vinculaciones con el yo, los otros, el poder superior, la naturaleza y el universo que trasciende y se apodera del yo [35].
(Véase Anexo 8)[30]

Bienestar personal.
Definición: Alcance de la percepción positiva del estado de salud y de las circunstancias vitales [30].
(Véase Anexo 9)[30]

Muerte confortable.
Definición: Tranquilidad física y psicológica en el final inminente de la vida [35].
(Véase Anexo 10)[30]

5.2. INTERVENCIONES

Apoyo en toma de decisiones.

Definición: Proporcionar información y apoyo a un paciente que debe tomar una decisión sobre cuidados sanitarios.

Actividades:
- Determinar si hay diferencias entre el punto de vista del paciente y el punto de vista de los cuidadores sanitarios sobre la condición del paciente.
- Ayudar al paciente a identificar las ventajas y desventajas de cada alternativa.
- Facilitar al paciente la articulación de los objetivos de los cuidados.
- Facilitar la toma de decisiones en colaboración.
- Respetar el derecho del paciente a recibir o no información.
- Proporcionar la información solicitada por el paciente.
- Servir de enlace entre paciente y familia.
- Remitir a grupos de apoyo, si procede [30].

Apoyo emocional.

Definición: Proporcionar seguridad aceptación y animo en momentos de tensión.

Actividades:
- Comentar la experiencia emocional con el paciente.
- Ayudar al paciente a reconocer sentimientos tales como la ansiedad, ira o tristeza.
- Animar al paciente a que exprese los sentimientos de ansiedad, ira o tristeza.
- Escuchar las expresiones de sentimientos y creencias.
- Facilitar la identificación por parte del paciente de esquemas de respuesta habituales a los miedos.
- Proporcionar apoyo durante la negación, ira, negociación y aceptación de las fases del sentimiento de pena.
- Favorecer la conversación o el llanto como medio de disminuir la respuesta emocional.
- Permanecer con el paciente y proporcionar sentimientos de seguridad durante los periodos de más ansiedad.
- Proporcionar ayuda en la toma de decisiones
- Remitir a servicios de asesoramiento, si se precisa [30].

Presencia.

Definición: Permanecer con otra persona durante los momentos de necesidad, tanto física como psicológica.

Actividades:

- Mostrar una actitud de aceptación.
- Ser sensible con las tradiciones y creencias del paciente.
- Escuchar las preocupaciones del paciente.
- Permanecer en silencio, si procede.
- Establecer contacto físico con el paciente para expresar la consideración, si resulta oportuno.
- Ayudar al paciente a darse cuenta de que estamos para ayudarle, pero sin reforzar conductas dependientes.
- Permanecer con el paciente para fomentar seguridad y disminuir miedos.
- Reafirmar y ayudar a los padres en su papel de apoyo de un niño.
- Permanecer con el paciente y transmitirles sentimientos de seguridad y confianza durante los periodos de ansiedad. Ofrecerse a entrar en contacto con otras personas de apoyo (cura), si procede [30].

Apoyo espiritual.

Definición: Ayuda al paciente a conseguir el equilibrio a través de sus creencias.

Actividades:

- Estar abierto a las expresiones del paciente de soledad e impotencia.
- Alentar la asistencia a servicios religiosos, si se desea.
- Fomentar el uso de recursos espirituales, si se desea.
- Proporcionar los objetos espirituales deseados, de acuerdo con las preferencias del paciente.
- Remitir al asesor espiritual de la elección del paciente.
- Estar dispuesto a escuchar los sentimientos del paciente.
- Facilitar el uso de la meditación, oración y demás tradiciones y rituales religiosos por parte del paciente.
- Asegurar al paciente que el cuidador estará disponible para apoyarle en los momentos de sufrimiento.
- Estar abierto a los sentimientos del paciente acerca de la enfermedad y la muerte.
- Ayudar al paciente a expresar y liberar la ira de forma adecuada [30].

Facilitación del crecimiento espiritual.

Definición: Facilitar el crecimiento de la capacidad del paciente para identificar, comunicarse y evocar la fuente de significado, propósito, consuelo, fuerza y esperanza en su vida.

Actividades:
- Ayudar al paciente a identificar barreras y actitudes que dificultan el crecimiento y el autodescubrimiento.
- Fomentar el uso de celebraciones y rituales espirituales.
- Ayudar al paciente a explorar las creencias en relación a la curación del cuerpo, la mente y el espíritu.
- Remitir a grupos de apoyo, de autoayuda mutua o a programa que se basen en la espiritualidad, según sea conveniente.
- Remitir a la atención pastoral o a cuidadores espirituales como garantía de resultados [30].

Clarificación de valores.

Definición: Ayuda a una persona a clarificar sus valores con el objeto de facilitar la toma de decisiones efectivas.

Actividades:
- Crear una atmósfera de aceptación, sin juicios.
- Animar al paciente a hacer una lista de valores que guíen la conducta en distintos ambientes y tipos de situaciones.
- Ayudar al paciente a definir alternativas y sus ventajas y desventajas.
- Ayudar al paciente a evaluar si los valores están de acuerdo o en conflicto con los miembros de la familia / seres queridos.
- Apoyar la decisión del paciente, si procede.
- Evitar el uso de interrogatorios de corroboración [30].

6 PROTOCOLOS

6.1. POTENCIACIÓN DE LA IMAGEN CORPORAL Y AUTOESTIMA EN LA OSTOMÍA

Descripción de la patología.
La ostomía una intervención quirúrgica en la que se practica una apertura (estoma) en la pared abdominal para dar salida a una víscera al exterior, como el tracto intestinal o uno o ambos uréteres, con la finalidad de poder desechar las heces o la orina que se recogen en un dispositivo[31, 57].

Epidemiología.
La realización de la colostomía tras una intervención quirúrgica se realiza con fines curativos o paliativos, entre las indicaciones están: causas inflamatorias, traumatismos y cuadros obstructivos. La causa más frecuente en nuestro medio es el vólvulo de sigma siendo el responsable del 8% de todas las obstrucciones intestinales. Las ostomías más comunes son la colostomía e ileostomía para eliminar las heces, y la urostomía para eliminar la orina. Estos procedimientos se realizan en todos los grupos de edad, desde los neonatos hasta los ancianos [31, 57].

Valoración.
- Vitalidad estoma.
- El tipo de ostomía.
- Color: tonalidades rosáceas al rojo más intenso.
- Humedad es normal.
- Un ligero sangrado al lavarlo puede ser normal.
- No tiene terminaciones nerviosas de dolor y por tanto al tocarlo o lavarlo no duele.
- No es una herida; es mucosa intestinal, su color rosáceo se

debe a la gran cantidad de capilares sanguíneos y por ello sangra con mayor facilidad que la piel.
- Presencia y características de los fluidos.
- Piel periestomal [31, 57].

Clasificación.
- Según su permanencia: Temporales y definitivas.
- Según la técnica: Hartmann y en asa.
- Según su función:
  - Estomas de nutrición: Esofagostomía, faringostomía, gastrostomía, yeyunostomía [31].
  - Estomas de eliminación:
    o Urinaria: la urostomía es una abertura creada quirúrgicamente en el abdomen que permite la salida de orina del cuerpo [31].
    o Digestivas: ileostomía o abertura quirúrgica en la pared abdominal, el extremo del íleon es traído hacia la abertura para formar el estoma, usualmente en el lado inferior derecho del abdomen [31].
    o Colostomía: exteriorización del colon a la pared abdominal, creando una salida artificial para el contenido fecal [31, 57].

Tipos de colostomía.
- Colostomía ascendente: Se localiza a nivel del colon ascendente, en el lado derecho del abdomen, debido a la zona del colon donde se encuentra el estoma, los desechos intestinales eliminados serán bastante líquidos, puesto que los alimentos no recorren la suficiente cantidad de colon como para que se produzca una correcta absorción de fluidos [31, 57].

- Colostomía transversa: Se realiza a nivel del colon transverso, en la parte superior del abdomen y hacia la parte media o derecha del cuerpo, permitiendo que las heces salgan del colon antes de llegar al colon descendente, recto y ano [31, 57].

- Colostomía sigmoidea o descendente: Se localiza al final del colon descendente en el lado inferior izquierdo del abdomen, debido a la localización de este estoma los alimentos recorren una cantidad suficiente de colon como para que tenga lugar la correcta absorción de líquidos, dando como resultado que los desechos sean sólidos y pueden ser regulares, las posibilidades de irritación de la piel alrededor del estoma son muy bajas, puesto que las heces ya no tienen contenido enzimático [31].

- Indicaciones de las colostomías:
  - Definitivas: cuando la lesión distal a ella no puede ser extirpada o cuando siendo extirpada no hay posibilidades de restablecer el tránsito [31, 57]. Está indicada en:
    - Cáncer de colon.
    - Cáncer anal.
    - Neoplasias rectosigmoideas no resecables.
    - Lesiones de la médula espinal.
    - Lesiones traumáticas anales o recto.
    - Prolapso rectal intratable.

  - Temporales: tienen por objeto derivar el tránsito o mientras tratamos una afección distal a ella; una vez mejorada, esta pierde su objetivo y debe ser cerrada para reconstruir el tránsito. Se realiza para resolver la fase aguda de algunas de las enfermedades como [31, 57]:
    - Obstrucción intestinal aguda.
    - Diverticulitis.
    - Vólvulo de sigma.
    - Malformaciones congénitas.
    - Fístula rectovaginal o rectovesical.
    - Fístulas altas.
    - Traumatismo de colon y recto.
    - Cirugía de colon izquierdo y recto [31].

Complicaciones:
- Precoces: Edema, hemorragia, necrosis, dehiscencia, infección periestomal, retracción, evisceración [31, 57].
- Tardías: Dermatitis, estenosis, hernia, prolapso, granuloma [31].

Bolsas recolectoras:
Las bolsas vienen en muchos estilos y tamaños, pero todas tienen la misma función de recolectar la materia fecal drenada que se expulsa a través del estoma. Algunas pueden ser de fondo abierto para su fácil vaciado, otras son cerradas y se quitan al llenarse y otras permiten que la barrera adhesiva para la piel conocida también como lámina frontal o reborde, permanezca sobre el cuerpo mientras la bolsa es desprendida y lavada, para usarse de nuevo [31, 57].

Las bolsas son hechas de materiales resistentes a los olores y varían en el costo, y pueden ser transparentes u opacas, así como de distintas longitudes[31, 57].

Existen dos tipos principales de sistemas, ambos tipos incluyen una parte que se adhiere a su piel llamada cubierta frontal, reborde, barrera cutánea u oblea, y una bolsa para la recolección [31].

Los sistemas de una pieza se colocan en la barrera dérmica. Los sistemas de dos piezas consisten en una barrera dérmica y una bolsa que se puede separar de la barrera [31, 57].

Impacto psicológico y social.

El impacto psicológico en un paciente con ostomía puede ser devastador para la imagen corporal y aspecto sexual del paciente ya que la realización de una ostomía supone una agresión, y todos los pacientes ven este aspecto de su vida afectado y lo viven con mucha preocupación porque no saben cómo será su vida posterior, el paciente se debe adaptar al nuevo cambio en su imagen corporal, y vivirá esto como un periodo de duelo que pasará por diferentes fases, de igual forma le provocará ansiedad, depresión, que se traducirá en la no aceptación del estoma, en agresividad y en retraimiento de las relaciones personales [31, 57].

Por ello consideran que la aceptación de la nueva imagen corporal es fundamental para que el paciente acepte el estoma y se integre de nuevo en la sociedad. Además, el paciente ostomizado puede temer el rechazo de sus amigos y la familia, esto puede conducir al aislamiento social, por eso el apoyo de la familia, y de la enfermera es imprescindible y fundamental para la adaptación psicológica, social, recuperación del paciente y lograr una rehabilitación exitosa [31, 57].

La educación del paciente ostomizado es importante porque reduce las complicaciones postoperatorias, disminuye los estados depresivos y el estrés en el paciente y su familia, logra la reintegración laboral precoz, mejora la aceptación del problema, acelera la rehabilitación y reduce las ideas y conductas suicidas [31, 57].

Cuando el paciente es capaz de hablar con los amigos y la familia sobre sus sentimientos, sin miedo, angustia, ni hostilidad, es cuando empieza a superar sus problemas y, sobre todo, los superará si cuenta con el apoyo de su familia, la enfermera es clave en este aspecto pues apoya a la familia y al paciente como un todo, favorece un diálogo abierto donde todos ellos pueden expresar sus preocupaciones y fomentan la cohesión familiar [31, 57].

Es importante hacer hincapié en que enfermería son los profesionales que pasan el mayor tiempo con el paciente por lo que su intervención será muy influyente debiendo proporcionar una atención integral a las personas con estomas, asesorando sobre la recuperación postoperatoria, y deben conseguir reinsertar al paciente ostomizado en el mismo lugar de la sociedad que ocupaba antes de la intervención y rehabilitarlo satisfactoriamente hasta que se sienta capacitado y pueda reanudar su vida con éxito [31, 57].

La realización de una ostomía supone una serie de trastornos que le afectan psicológicamente. Se ha comprobado que los pacientes portadores de una ostomía presentan con frecuencia problemas emocionales como ansiedad y depresión. Esto se debe al cambio en la imagen corporal, al miedo a fugas y a olores desagradables, la pérdida de autoestima... Es frecuente que el paciente vea alterada su vida social, laboral y sexual, lo que es especialmente importante si tenemos en cuenta que la Enfermedad Inflamatoria Intestinal (EII) se desarrolla en individuos jóvenes [32, 33, 57].

La afectación del individuo dependerá de diferentes aspectos entre los que se encuentran entre otros el lugar donde se encuentre la ostomía y que esta sea definitiva o temporal.

En el primer caso, dependiendo de la porción del intestino que se exteriorice las consecuencias para el paciente serán mayores o menores, tanto a nivel del estado nutricional como a nivel psicológico. En el caso de las ileostomías, las heces son muy líquidas y contienen enzimas que dañan la piel circundante al estoma. Además, el estado nutricional del paciente se ve afectado ya que hay algunos nutrientes que no llegan a absorberse, al igual que el agua [34]. Por otra parte, en las colostomías, el estado de las heces dependerá de la altura en la que se realice el estoma, cuando este se realiza en el colon proximal las heces serán líquidas ya que no da tiempo a que el agua sea absorbida, mientras que en las colostomías de colon izquierdo las heces son sólidas, lo que hace que el drenaje de estas pueda llegar a controlarse mediante irrigaciones [35, 57].

En lo que refiere al hecho de que la ostomía sea temporal o definitiva, se ha comprobado que las ostomías temporales son mejor toleradas que las definitivas [41]. Las intervenciones de enfermería en estos pacientes irán encaminadas al manejo de la ostomía, el manejo de la energía, el mantenimiento de un nivel nutricional adecuado y al aumento de su autoestima sobre todo en lo que refiere a su imagen corporal.

Intervenciones de enfermería:
- Informar al paciente portador de ostomía sobre lo que es, el lugar del abdomen donde va a estar el orificio, las posibles complicaciones de la operación etc. [36, 37, 57].
- Favorecer la expresión de inquietudes, inseguridades, miedos... que le genere el hecho de llevar una ostomía [36, 37].
- Enseñar a manejar la bolsa de ostomía, de manera que el paciente sea independiente si es posible en el cambio de bolsa y cuidado de la zona del estoma [36, 37, 57].
- Asesorar al paciente en el mantenimiento de un nivel nutricional adecuado, explicándole los alimentos que pueden

generarle efectos indeseados (aumento del volumen de heces, olores más fuertes, gases), y en caso de que haya déficit de algún nutriente recomendar la toma de suplementos si es necesario [36, 37, 57].

- Potenciar su imagen corporal de manera que el paciente acepte el estoma como una parte más de su cuerpo y no lo rechace, fomentando la expresión de inseguridades y cuestiones que le puedan surgir [36, 37, 57].
- En el caso de que el paciente tenga pareja, incluir a esta en las sesiones de manera que también acepte la ostomía. Así aumentará la autoconfianza del paciente y se verán mejoradas las relaciones sexuales, aspecto donde los pacientes refieren tener siempre muchas complicaciones [36, 37, 57].
- Explicarle que las actividades y las relaciones sociales que antes tenía no tienen por qué verse afectadas, las únicas actividades que no se recomiendan son los deportes de contacto ya que pueden dañar el estoma [36, 37, 57].

6.2. POTENCIACIÓN DE LA IMAGEN CORPORAL EN EL CÁNCER DE MAMA

Anatomía de la mama.

La mama es una glándula cuya función principal es la producción de leche durante el período de lactancia [38].

La mama está constituida por múltiples lóbulos y lobulillos donde se produce la leche. Los lóbulos y lobulillos están unidos por una serie de tubos denominados ductos o conductos galactóforos que conducen la leche hacia el pezón. También contiene vasos sanguíneos cuya función es proporcionar sangre a la glándula y vasos linfáticos, que son los encargados de recoger la linfa [38].

Los vasos linfáticos confluyen en pequeñas formaciones redondeadas denominadas ganglios linfáticos. Los ganglios linfáticos más cercanos a la mama se encuentran en la axila y a ambos lados del esternón (hueso situado en la parte anterior del tórax) [38].

La glándula está rodeada de tejido graso que proporciona consistencia y volumen a la mama [38].

Desde el nacimiento hasta la edad adulta, las mamas sufren más cambios que ningún otro órgano. Bajo el influjo de las hormonas femeninas (estrógenos y progesterona), las mamas crecen durante la pubertad y se ven influenciadas en la edad reproductiva por los ciclos menstruales. En la menopausia, los niveles hormonales descienden y gran parte de la glándula mamaria se atrofia y es sustituida por grasa [38].

Cáncer de mama.

Nuestro organismo está constituido por un conjunto de órganos, que a su vez están formados por células, que se dividen de forma regular con el fin de reemplazar a las ya envejecidas o muertas; y mantener así la integridad y el correcto funcionamiento de los distintos órganos [38].

Este proceso está regulado por una serie de mecanismos que indican a la célula cuándo comenzar a dividirse y cuándo permanecer estable [38].

Cuando estos mecanismos se alteran en una célula, ésta y sus descendientes inician una división incontrolada que, con el tiempo, dará lugar a un tumor o nódulo [38].

Si estas células además de crecer sin control, adquieren la facultad de invadir tejidos y órganos de alrededor (infiltración) y de trasladarse y proliferar en otras partes del organismo (metástasis) se denomina tumor maligno, que es a lo que llamamos cáncer [38].

El cáncer de mama es el tumor maligno que se origina en el tejido de la glándula mamaria [38].

Cuando las células tumorales proceden del tejido glandular de la mama y tienen capacidad de invadir los tejidos sanos de alrededor y de alcanzar órganos alejados e implantarse en ellos, hablamos de cáncer de mama [38].

Este tumor puede crecer de tres maneras:

- Crecimiento local: el cáncer de mama crece por invasión directa, infiltrando otras estructuras vecinas como la pared torácica (músculos y huesos) y la piel [38].
- Diseminación linfática: la red de vasos linfáticos que posee la mama permite que el drenaje de la linfa se efectúe a varios grupos ganglionares. Los ganglios situados en la axila (axilares) son los más frecuentemente afectados, seguidos de los situados en la arteria mamaria interna (zona central del tórax) y los ganglios supraclaviculares (encima de la clavícula) [38].
- Diseminación hematógena: se realiza a través de los vasos sanguíneos preferentemente hacia los huesos, pulmón, hígado y piel [38].

Incidencia.

El cáncer de mama es el tumor maligno más frecuente entre las mujeres de todo el mundo, (a excepción de los tumores, cánceres de piel no melanomas).

En el año 2008 se diagnosticaron aproximadamente 1.380.000 casos nuevos de cáncer de mama en el mundo. En la actualidad es el tumor más frecuente en la población femenina tanto en países desarrollados como en aquellos en vías de desarrollo [38].

La incidencia en España es baja. Es menor que la de Estados Unidos y Canadá, Reino Unido, Países Bajos, Bélgica, Alemania, Francia y Suiza. Es similar al resto de países de Europa Mediterránea, Centroeuropeos, Portugal e Irlanda [38].

En España se diagnostican unos 26.000 casos al año, lo que representa casi el 30% de todos los tumores del sexo femenino en nuestro país. La mayoría de los casos se diagnostican entre los 35 y los 80 años, con un máximo entre los 45 y los 65. No obstante, no disponemos de un sistema Nacional de registro de tumores para conocer las cifras exactas [38].

Tanto el número de casos como las tasas de incidencia aumentan lentamente en España y en el mundo, probablemente debido al envejecimiento de la población y a un diagnóstico cada vez más precoz. El aumento de la incidencia se estima en un 1-2% anual y es constante desde 1960 en Estados Unidos [38].

Se estima que el riesgo de padecer cáncer de mama a lo largo de la vida es de, aproximadamente, 1 de cada 8 mujeres.

En España existe una distribución geográfica de incidencia notablemente variable según las provincias. Así en Cataluña la tasa de incidencia es de 83,9 casos /100.000 habitantes, mientras que la media nacional se sitúa en 50,9 casos / 100.000 habitantes [38].

Prevención.

El cáncer de mama no se puede prevenir, sin embargo estudios recientes parecen demostrar que el riesgo de padecer cáncer de mama se puede reducir realizando ejercicio físico de forma regular (al menos 4 horas a la semana), evitando el sobrepeso y la obesidad tras la menopausia y el consumo regular de tabaco y alcohol [38].

Además, se ha podido demostrar mediante estudios epidemiológicos, que el uso de tratamientos hormonales sustitutivos durante la menopausia se asocia a un incremento del riesgo de padecer cáncer de mama. El descenso de número de mujeres que reciben este tipo de tratamientos sustitutivos ha coincidido con un descenso proporcional en el número de casos nuevos de cáncer de mama. Por tanto: Evite el tratamiento hormonal sustitutivo tras la menopausia [38].

Si existe una historia familiar de cáncer de mama es conveniente que se pida Consejo genético, que permitirá determinar si se asocia con una mutación genética (BRAC1, BRAC2) [38].

En mujeres con riesgo muy elevado de desarrollar cáncer de mama existen varias opciones terapéuticas. La paciente, junto con su médico debe valorar las ventajas e inconvenientes de cada una de ellas y decidir qué opción es la más adecuada [38].

Las posibilidades terapéuticas son las revisiones frecuentes la mastectomía profiláctica y la quimio prevención [38].

Consejo genético.

Se habla de Consejo genético al estudio del patrón genético de un paciente con un tumor, en este caso cáncer de mama.

En primer lugar, se realiza una historia familiar para conocer el número de familiares afectados, la edad en la que fueron diagnosticados del tumor maligno y el grado de consanguineidad.

Es posible conocer algunas alteraciones genéticas que puedan existir en familiares cercanos, estudiándolas en células de sangre periférica. Con ello se puede saber si una persona es portadora de mutaciones en algunos genes, como los BRCA-1 y BRCA-2, relacionados con el cáncer de mama, cáncer de ovario y otros [38].

Consejos prácticos.

La Oncología Médica está impulsando y promoviendo la formación y funcionamiento de Unidades de Consejo Genético y los servicios de información para pacientes y familiares afectados por una mutación del gen BRCA [38].

En estas Unidades de Consejo Genético se determinan los programas de seguimiento más adecuados para cada paciente. Se ofrecen consejos individualizados sobre cómo modificar los factores de riesgo que puedan influir en el riesgo de cáncer de mama (tratamiento anticonceptivo, embarazo, etc.), cómo realizar un diagnóstico precoz y apoyo en la toma de decisiones preventivas quirúrgicas, como mastectomía u ooforectomía o médicas (tamoxifeno) [38].

Diagnóstico precoz.

El cáncer de mama es una de las pocas enfermedades cancerosas que se pueden diagnosticar precozmente; es decir, antes de que se note algún síntoma [38].

Las posibilidades de curación de los cánceres de mama que se detectan en su etapa inicial (in situ) son prácticamente del 100%.

Se ha podido demostrar que, gracias a la realización de campañas de diagnóstico precoz de cáncer de mama, la mortalidad por esta enfermedad ha disminuido de una forma significativa, al menos cuando se realiza en la edad de mayor incidencia (encima de los 50 años) [38].

Pruebas de diagnóstico precoz.

La técnica utilizada más eficaz es la mamografía, que consiste en una radiografía de las mamas capaz de detectar lesiones en estadios muy incipientes de la enfermedad [38].

La mamografía permite detectar lesiones en la mama hasta dos años antes de que sean palpables y cuando aún no han invadido en profundidad ni se han diseminado a los ganglios ni a otros órganos [38].

Cuando el tumor se detecta en estas etapas precoces es posible aplicar tratamientos menos agresivos, que dejan menos secuelas físicas y psicológicas en la mujer [38].

La dosis de radiación empleada en la mamografía es mínima, por lo que resulta inofensiva [38].

Otros métodos complementarios a la mamografía son la exploración física, realizada periódicamente por el médico o por la propia mujer. Sin embargo, este método es poco eficaz y no permite diagnosticar tumores pequeños, que sí serían diagnosticados con una mamografía. Se estima que la mamografía permite detectar el 90% de los tumores y el examen físico menos de un 50% [38].

No se recomienda la realización de autoexploración de las mamas como único método de diagnóstico precoz, debido a su baja fiabilidad [38].

No existe evidencia para recomendar otros métodos diagnósticos distintos a la mamografía [38].

Campañas de screening.

Los aspectos más relevantes a tener en cuenta en las campañas de screening son la edad en la que se incluye a la población dentro del grupo de riesgo, la edad en la que se excluye y el método de screening empleado [38].

En la actualidad se llevan a cabo programas de screening de cáncer de mama dirigidos a las mujeres de mayor riesgo, cuya edad está comprendida entre los 50 y los 65 años, mediante la realización de mamografías cada 1-2 años [38].

Recientemente, se está incorporando a los programas de screening las mujeres en edades entre 45-49 años y 65-69 años. No han demostrado un beneficio las campañas de diagnóstico precoz por encima de los 69 años ni por debajo de los 45 años [38].

En mujeres entre los 40 y 45 años solamente puede ser aconsejable si existen factores de riesgo elevado como el genético. Hay que tener en cuenta que la mamografía es menos sensible en mujeres con mamas densas como ocurre en el grupo de mujeres jóvenes [38].

Diagnóstico.

En las revisiones habituales con el ginecólogo, o cuando la paciente acude por presentar cualquier síntoma, el médico realizará una historia clínica y una exploración física [38].

Mamografía.

Con la información obtenida, el médico valora la necesidad de completar el estudio con una serie de pruebas diagnósticas [38].

Historia clínica.

Consiste en una entrevista donde se interroga sobre antecedentes personales y familiares, hábitos de vida y otros problemas de salud [38].

Exploración física.

Se realiza una exploración de las mamas con el objeto de detectar cambios en la consistencia, presencia de nódulos, ganglios linfáticos en axila o fosas supraclaviculares y valorar el estado de la piel y del pezón. También se realizará una exploración física general [38].

Pruebas diagnósticas.
- Análisis de sangre y orina: Comprende la realización de un hemograma, para ver el estado de las células de la sangre, bioquímica renal y hepática para conocer la función de los riñones e hígado y determinación de iones, como el calcio [38].

También pueden determinarse la presencia de unas proteínas llamadas Marcadores Tumorales, que para el cáncer de mama son el antígeno cárcino-embrionario (CEA) y el CA 15-3 [38].

Con todo ello se busca conocer tu estado general y detectar complicaciones asociadas al proceso tumoral [38].

Pruebas de imagen.
- Mamografía: La mamografía es la exploración más eficaz para detectar precozmente los tumores malignos de mama. Consiste en la realización de una radiografía especial de las mamas con un aparato de rayos X diseñado para tal fin llamado mamógrafo. Con muy baja dosis de radiación (0,1 a 0,2cGy por radiografía) se detectan múltiples problemas, fundamentalmente el cáncer de mama incluso en etapas muy precoces de su desarrollo [38].

Es una prueba sencilla y no dolorosa, aunque en ocasiones puede resultar molesta, ya que es preciso realizar presión sobre la mama para mejorar la calidad de la imagen. Para que ninguna zona de la mama quede sin explorar generalmente se realizan dos proyecciones por cada mama [38].

Si la imagen observada en la mamografía es compatible con una lesión benigna lo más probable es que se repita la exploración pasados de 4 a 6 meses[38].

Si se detecta una imagen sospechosa de malignidad, el médico solicitará más pruebas de imagen para conocer la naturaleza de la lesión (ecografía, resonancia nuclear magnética) y/o la realización de biopsia [38].

La mamografía tiene limitaciones, especialmente en las mujeres jóvenes debido a que sus mamas suelen tener un tejido glandular denso. En ese caso, se complementa con una ecografía [38].

Es muy importante comparar la prueba con mamografías previas. Procura facilitar las que tengas de años anteriores [38].

- Ecografía: La técnica consiste en emitir ondas sonoras de alta frecuencia (ultrasonidos) que rebotan al chocar con las diferentes estructuras a las que llegan y, a través de un ordenador, forman una imagen que se visualiza en una pantalla. Es una prueba sencilla e indolora que se realiza en unos minutos [38].

Es una prueba complementaria a la mamografía. Ayuda a diferenciar los nódulos con contenido líquido (quistes frecuentemente benignos) de las masas sólidas (que pueden ser malignas) [38].
Es útil en el caso de mamas densas, donde la mamografía tiene menor poder de definición [38].

- Ductograma o galactograma: Consiste en introducir contraste en un ducto, a través del pezón y observar la imagen en rayos X para detectar pequeñas masas intraductales. Es una técnica utilizada en caso de descargas hemorrágicas por el pezón [38].

- Ductoscopia: Técnica mínimamente invasiva que consiste en la introducción de un pequeño endoscopio a través de los conductos galactóforos. Se conoce desde hace muchos años, pero actualmente los avances técnicos han permitido un diseño más preciso y delicado que consigue observar el conducto galactóforo en toda su extensión, con una calidad de imagen impensable hace unos años. Teóricamente puede ser una técnica buena para el diagnóstico precoz pero todavía está en investigación [38].

- Resonancia Nuclear Magnética (RNM): Es una técnica de imagen basada en la emisión de ondas de radio cuya energía es absorbida por los diferentes tejidos. Para mejorar la definición se utiliza materiales de contraste, como el gadolinio. Las pacientes deben de tumbarse en una camilla que se introduce en un tubo dentro de la máquina. Puede ser difícil de tolerar en las personas con claustrofobia [38].

Tipos.
El cáncer de mama se origina anatómicamente en la unidad terminal ducto-lobulillar de la glándula mamaria.
Cuando el proceso de malignización se dirige en dirección al conducto

se origina el Carcinoma Ductal. Por el contrario, cuando se dirige hacia el lobulillo el resultado es el Carcinoma Lobulillar.

La mama es una glándula. Llamamos cáncer de mama al tumor originado en las células y estructuras de esta glándula, por ello el cáncer de mama es un Adenocarcinoma [38].

- Carcinoma "In situ": Se llama así a la proliferación celular maligna que ocurre en el interior del conducto mamario, sin traspasar la pared (membrana basal) del mismo, es decir sin invasión o infiltración del tejido (estroma) que lo rodea [38].

Se denomina:
- Carcinoma ductal in situ o carcinoma intraductal si es dentro de un ducto. La incidencia del carcinoma ductal in situ ha aumentado en los últimos años. Con frecuencia este tipo de tumor es multicéntrico (varias lesiones en la misma mama) y bilateral (afectación de ambas mamas) [38].

- Carcinoma lobulillar in situ si es dentro de un lobulillo. Hace años, el carcinoma lobulillar in situ se consideraba una lesión premaligna, sin embargo, en la actualidad se entiende como un marcador que identifica a mujeres con un mayor riesgo de desarrollar cáncer de mama invasivo. El término más adecuado es el de neoplasia lobular [38].

- Carcinoma invasivo o infiltrante: Se llama así a la proliferación celular maligna que traspasa la frontera natural anatómica del ducto o el lobulillo, invadiendo el tejido circundante [38].

Tipos de cáncer de mama invasivo:
- Carcinomas ductales: se originan en las células que revisten los conductos galactóforos (conductos por donde circula la leche hacia el pezón). Es el tipo más frecuente, representando el 80% de los cánceres infiltrantes de mama [38].

- Carcinomas lobulillares: se originan en las células de los lobulillos mamarios, donde se produce la leche. Su incidencia es mucho menor, del 10%.

- Enfermedad de Paget: Se llama enfermedad de Paget de la mama a una afectación de la piel del pezón y/o de la areola, asociado o no a un carcinoma subyacente intraductal ("in situ") o invasivo [38].

Esta entidad se conoce desde finales del siglo XIX, descrita por primera vez por Sir James Paget en 1874. La incidencia es muy baja. Menos del 1% de los cánceres de mama se manifiestan de esta forma [38].

Las células superficiales del pezón y/o la areola se transforman dentro de la epidermis. Esto da lugar a una apariencia de eccema con descamación, eritema y, a veces, exudación. Con el tiempo se asocia prurito, hipersensibilidad y dolor. El pronóstico y el tratamiento de la enfermedad dependen del tipo de tumor subyacente [38].

Hay que sospechar de esta enfermedad cuando la afectación del pezón y/o areola no se resuelve, es unilateral o cuando se asocia a alguna nodulación subyacente. El diagnóstico se realiza por estudio citológico de las células desprendidas y por biopsia. Cuando no hay nódulo subyacente la mamografía puede ser normal [38].

Fases.
Para poder determinar el tratamiento más adecuado del cáncer de mama, es importante conocer en qué fase se encuentra el tumor.
En la actualidad se debe de considerar la biología de la célula tumoral para establecer una clasificación del cáncer de mama. En función de la presencia de receptores hormonales en la célula tumoral, así como de la presencia o no de la proteína HER2, se pueden considerar los siguientes grupos o tipos de cáncer de mama [38]:

- Los Hormonales: Son los tumores con receptores hormonales positivos para estrógenos y progesterona, los llamados también hormono dependientes. Suponen el 66% de todos los cánceres de mama y son más característicos de las mujeres postmenopáusicas. El tratamiento más idóneo es la hormonoterapia, quedando la quimioterapia como una opción terapéutica para casos y situaciones particulares. Son los tumores de mejor pronóstico [38].

- Los HER2 positivos: La célula tumoral tiene la proteína HER2 sobre-expresada y no contiene receptores para las hormonas (estrógenos o progesterona). Su incidencia estimada es del 25% de los tumores. Debido a la presencia en el arsenal terapéutico actual de fármacos dirigidos contra la proteína HER2, como el Trastuzumab (Herceptin) y el más novedoso Lapatanib, se ha mejorado mucho el pronóstico de estas pacientes [38].

- Los triple negativos: La célula tumoral no posee receptores para hormonas (estrógenos o progesterona) ni tiene sobreexpresión de la proteína HER2. Su incidencia es mucho más reducida, suponen el 15% aproximadamente de todos los cánceres de mama. La única opción terapéutica, conocida hasta ahora, es la quimioterapia [38].

- Los positivos para todo: La célula tumoral tiene receptores positivos para hormonas (estrógenos y/o progesterona) pero también sobre-expresa la proteína HER2. Se estima que suponen un 12% de los cánceres de mama. En ellos es posible el tratamiento hormonal, así como el tratamiento contra el HER2, además de la quimioterapia [38].

Clasificación TNM.
El sistema que con mayor frecuencia se emplea para su clasificación es el TNM. Estas siglas hacen referencia a tres aspectos del cáncer [38]:
- La T: Se refiere al tamaño del tumor o a la infiltración local del mismo. Se describe con números adicionales del 0 al 4:
  - T1 si es igual o inferior a 2 cm.
  - T2 si está entre 2 y 5 cm.
  - T3 si es mayor de 5 cm.
  - T4 si hay expansión hacia la piel o la pared torácica.

- La N: Describe la afectación de los ganglios linfáticos. Se numera de 0 (indica ausencia de infiltración ganglionar) a 3 (N1 si están afectados de 1 a 3 ganglios; N2 si están afectados de 4 a 9 ganglios y N3 si el número es igual o superior a 10 o bien si los ganglios afectados son en la mamaria interna o supraclaviculares) [38].

- La M: Hace referencia a la afectación o no de otros órganos. Se numera 0, en ausencia de metástasis, o 1, con metástasis.

Para poder realizar esta clasificación es necesario llevar a cabo diferentes exploraciones: examen físico, radiografías de tórax, mamografías, tomografía axial computarizada (TAC) de tórax y abdomen, gammagrafía ósea y, eventualmente, resonancia nuclear magnética de alguna zona del organismo, TAC cerebral, ecografías etc. [38].

Estadios clínicos.
Según el T, N y M el cáncer de mama se agrupa en las siguientes etapas

o estadios:

- Estadio 0: son lesiones premalignas. También se denomina carcinoma in situ (Tis). Las células tumorales están localizadas exclusivamente en la pared de los lobulillos o de los conductos galactóforos [38].
- Estadio I (T1, N0, M0): el tamaño del tumor es inferior a dos centímetros. No hay afectación de ganglios linfáticos ni metástasis a distancia [38].
- Estadio II: tumor entre 2 y 5 centímetros, con o sin afectación de ganglios axilares. Se subdivide en estadio IIA (T0, N1, M0 o T1, N1, M0 o T2 N0 M0) y en estadio IIB (T2, N1, M0 o T3, N0, M0) [38].
- Estadio III: el tumor afecta a ganglios axilares y/o piel y pared torácica (músculos o costillas). Se subdivide en estadio IIIA (T0-2, N2, M0 o T3, N1-2, M0), estadio IIIB (T4, N0-2, M0) y estadio IIIC (T0-4, N3, M0) [38].
- Estadio IV: el cáncer se ha diseminado, afectando a otros órganos como hueso o hígado (cualquier T, cualquier N, M1)[38].

Esta clasificación en estadios está muy relacionada con el pronóstico de la enfermedad y la supervivencia. Así el porcentaje de supervivencia a los 5 años es del 100% en el estadio I y alrededor del 20% en el estadio IV [38].

Grados histológicos.
Por otro lado, las características de las células malignas permiten una clasificación adicional. Las células que forman los cánceres de mama se dividen en función del grado.
El grado está en relación al parecido que poseen las células tumorales con respecto a las células normales de la mama, e indican la velocidad con la que el cáncer puede desarrollarse:

- Grado uno o bien diferenciadas: las células se parecen mucho a las células normales y son tumores que crecen despacio [38].

- Grado dos o moderadamente diferenciadas: guardan cierta semejanza con las células de origen y su crecimiento es más rápido que en el grado 1 [38].

- Grado tres o indiferenciado: no se parecen a las células de dónde proceden y crecen rápidamente. Son los que con más frecuencia se diseminan [38].

Elección del tratamiento.
Una vez que se ha confirmado el diagnóstico de cáncer de mama y se

han realizado las pruebas necesarias para conocer en qué fase está la enfermedad, se debe determinar cuál es el tratamiento más adecuado para la persona [38].

El especialista recomendará y explicará las posibilidades del tratamiento más adecuadas en cada caso, para que una vez que la paciente haya recibido la suficiente información pueda, junto con el médico, tomar una decisión [38].

El tratamiento del cáncer de mama, como ocurre en la mayoría de los tumores, es multidisciplinar. Distintas especialidades trabajan juntas para combinar terapias y ofrecer al paciente las mayores posibilidades de curación [38].

Protocolo o plan terapéutico.

En el tratamiento del cáncer de mama se sigue un protocolo, es decir un conjunto de normas y pautas (plan de tratamiento), establecidas en base a la experiencia científica que se tiene en el tratamiento de este tumor [38].

Estos protocolos, que se emplean de forma generalizada en todos los hospitales, recogen las indicaciones o limitaciones del tratamiento en función de los siguientes factores:

- Edad de la persona.
- Estado general.
- Estado hormonal (premenopausia, menopausia en mujeres).
- Localización del tumor.
- Fase o estadio en la que se encuentra la enfermedad (TNM).
- Receptores hormonales del tumor.
- Grado de las células.
- Positividad para algunos factores biológicos (por ejemplo, Her2).

Probablemente, el médico también tendrá en cuenta si además del cáncer de mama, existen otras enfermedades importantes que puedan dificultar la realización de algún tratamiento específico. Por tanto, el tratamiento propuesto por el especialista no va a ser el mismo en todos los pacientes [38].

Los tratamientos más frecuentemente empleados en el cáncer de mama son la cirugía, la radioterapia, la quimioterapia y la hormonoterapia [38].

Tipos de tratamientos.

Se utilizan diversas definiciones respecto al tratamiento:

- Tratamiento Local: se refiere al tratamiento dirigido al tumor en su lugar de origen o en alguna localización determinada. La cirugía y la radioterapia son ejemplos de ello [38].

- Tratamiento Sistémico: se refiere al tratamiento que afecta a todo el organismo. La quimioterapia y la hormonoterapia son tratamientos sistémicos [38].

- Tratamiento Adyuvante: se llama así al tratamiento sistémico y/o local administrado tras el primer tratamiento. El objetivo de este tratamiento es profiláctico, tanto a nivel sistémico como local, es decir, pretende reducir el riesgo de recidiva del cáncer de mama [38].

- Tratamiento Neoadyuvante: consiste en administrar un tratamiento sistémico antes de un tratamiento local, con el objetivo de reducir el tamaño del tumor antes de la cirugía [38].

- Tratamiento quirúrgico: La cirugía es la primera opción de tratamiento en los cánceres de mama en estadios precoces [38].

Pasos previos a la intervención.
La cirugía a nivel de la mama es una intervención quirúrgica mayor, por lo que es necesario un ingreso hospitalario durante un tiempo que puede variar de una persona a otra, pero por lo general suele ser menor de una semana. Asimismo, es necesaria una anestesia, que siempre será de tipo general [38].

Antes de la intervención, es preciso realizar un estudio denominado estudio preoperatorio que consiste, generalmente, en un análisis de sangre y de coagulación, un electrocardiograma y una radiografía de tórax [38].

Previamente a la cirugía, debes preguntar y recibir toda la información sobre la técnica quirúrgica mediante la cual vas a ser intervenida, los riesgos y complicaciones que conlleva la intervención, las secuelas que pueden permanecer y las recomendaciones adecuadas para minimizar dichas complicaciones [38].

En la actualidad, los pacientes deben firmar un documento, llamado consentimiento informado, donde consta, por escrito, toda la información aportada por el especialista. En él reconocen haber recibido y comprendido la información expuesta y aceptan recibir dicho tratamiento. Es conveniente estar seguros antes de firmar dicho documento y recibir el tratamiento [38].

Tipos de cirugía.
Dependerá del tamaño, localización y extensión del tumor. Cuando se extirpa sólo el tumor se llama tumorectomía. Por el contrario, cuando lo que se extirpa es el cuadrante donde se localiza el tumor, hablamos de cuadrantectomía. Si se extirpa la mama entera, hablamos de mastectomía [38]:

- Cirugía conservadora: Este tipo de intervención consiste en la extirpación del tumor con un margen de tejido mamario sano, más o menos amplio, manteniendo intacto el resto de la mama. Puede ser una tumorectomía (extirpación del tumor y un margen de tejido sano), o una cuadrantectomía (extirpación de un cuadrante de tejido mamario en el que se incluye el tumor) [38].

La cirugía conservadora siempre se ha de complementar con un tratamiento de radioterapia, con el objetivo de destruir las células tumorales que puedan quedar en la mama. En caso de que la persona necesite tratamiento adyuvante con quimioterapia, la radioterapia puede ser necesario aplazarla [38].

La realización de la cirugía conservadora, depende de una serie de factores como es la localización del tumor, el tamaño de las mamas, la estética tras la intervención, etc. El cirujano, junto con el paciente, valorará esta posibilidad [38].

La tendencia actual es que cada vez se emplee más la cirugía conservadora para el tratamiento del cáncer de mama [38].

- Mastectomía: Consiste en la extirpación de toda la mama. Puede ser de dos tipos:
  – Mastectomía radical modificada: Es la más utilizada. En ella se extirpa la mama [38].

  – Mastectomía radical (también denominada mastectomía tipo Halsted): consiste en la extirpación de la mama, de los músculos pectorales y de los ganglios axilares. Esta técnica se utilizaba mucho en el pasado, pero no en el momento actual. Los efectos secundarios de alteración de la imagen corporal, alteraciones en la movilidad del miembro superior, edema... son muy frecuentes [38].

Existe la posibilidad de que sea necesario un tratamiento con radioterapia tras la mastectomía, aunque esto ocurre en un porcentaje bajo de pacientes [38].

- Cirugía axilar: Sea cual sea el tipo de intervención, debe realizarse la valoración del estado de los ganglios axilares [38]. Dependiendo del estado clínico de la axila se realizará una biopsia selectiva del ganglio centinela (muy frecuente en la actualidad) o una linfadenectomía [38].

En la linfadenectomía, el paquete ganglionar axilar es grande. Dependiendo de la accesibilidad se suelen extirpar entre 10 y 40 ganglios linfáticos [38].

Actualmente solo se realiza linfadenectomía cuando existe una sospecha clínica fundada o se ha confirmado infiltración tumoral de los ganglios axilares mediante una punción de los mismos [38].

- Ganglio centinela: Esta técnica cada vez es más empleada. El objetivo es identificar el ganglio axilar sobre el que, en primer lugar, drena la mama. Si este ganglio está afectado por el mismo, en general es necesario realizar un estudio del resto de los ganglios de la axila. Si no está afectado no se debe realizar linfadenectomía [38].

De esta manera, en los casos en que no se realice vaciamiento axilar, el riesgo de efectos secundarios derivados de la extracción de ganglios linfáticos es mínimo [38].

Efectos secundarios después de la cirugía.

La cirugía de la mama, como ocurre en la mayoría de las intervenciones quirúrgicas, no está exenta de complicaciones y de efectos adversos, los cuales pueden presentarse con mayor o menor frecuencia tras la intervención. A veces pueden suponer un problema que puede alterar la calidad de vida [38].

- Dolor: En el despertar de la anestesia, es normal que se sienta dolor en la zona de la intervención. Generalmente, el cirujano deja pautados fármacos que le aliviarán. Si el dolor no cede es importante que se comente con el personal de enfermería o con el médico. El dolor, en este caso, no indica problemas de recuperación sino simplemente que hay una herida [38].

- Cicatrización: Evidentemente, tras la cirugía aparece una cicatriz que será diferente en función del tipo de intervención realizada. Esta cicatriz requerirá los mismos cuidados que cualquier otra. Mientras no se hayan retirado los puntos, el cuidado y limpieza de la cicatriz correrán a cargo del personal sanitario del hospital o del centro de salud. Una vez retirados los mismos, es importante mantener una higiene similar a la del resto del cuerpo: lavado con agua y jabón [38].

- Alteraciones sensitivas locales: Uno de los síntomas más frecuentes tras la intervención es la disminución de sensibilidad o acorchamiento de la zona de la intervención.

Esta pérdida de sensibilidad mejorará con el tiempo y suele desaparecer, aproximadamente, un año después de la cirugía[38].

- Seroma: Aunque no es frecuente, en algunos casos puede aparecer una acumulación de líquido en la zona de la cicatriz. Esta acumulación se denomina seroma, es relativamente blanda a la palpación y ligeramente molesta. En ocasiones, puede ser necesario drenarla cada cierto tiempo para retirar el líquido acumulado y mejorar los síntomas. Suele desaparecer unos días después de la cirugía sin dejar secuelas [38].

- Linfedema: El problema más importante y a tener en cuenta, a pesar de que no aparece en todos los casos, es el derivado de la extirpación de los ganglios linfáticos de la axila: el linfedema en el miembro superior homolateral. La incidencia es entre el 10 y 30% de los casos. El riesgo de linfedema es mínimo tras la biopsia de ganglio centinela [38].

- Trombosis linfática superficial: Es una complicación relativamente frecuente del tratamiento quirúrgico del cáncer de mama. Al extirpar nódulos linfáticos axilares (linfadenectomía), los vasos linfáticos que transportan linfa hacia esos nódulos linfáticos que ya no existen siguen derramándola (linforrea) hasta que las vías linfáticas se taponan (trombosan) pudiendo aparecer una reacción inflamatoria [38].

La reacción inflamatoria comienza desde donde se ha formado el trombo, en la axila, y recorre todo el vaso linfático. Como los principales vasos linfáticos del brazo discurren por su cara interna, los signos y síntomas propios de la inflamación del vaso linfático aparecerán en esa zona[38].

El principal síntoma es el dolor, que recorre toda la cara interna del brazo y aunque normalmente llega hasta la flexura del codo, puede alcanzar la muñeca. El dolor aumenta cuando se coloca esa zona del brazo en tensión, cuando se lleva el brazo hacía atrás, con el codo y muñeca estirados y mirando hacia el techo. Esta posición estira el vaso linfático inflamado provocando dolor en todo su trayecto [38].

Los principales signos son un aspecto celulítico de la cara interna del brazo y, en ocasiones, también de la cara interna del antebrazo, además de un endurecimiento de los vasos linfáticos afectados que se tornan tensos y poco elásticos pudiendo parecer cuerdas de guitarra que se aprecian con frecuencia en la axila [38].

Los signos y síntomas de la trombosis linfática superficial deben tratarse, ya que de lo contrario el hecho de no mover ni estirar el brazo para evitar el dolor puede propiciar contracturas musculares (Puntos Gatillo Miofasciales) que perpetuarán el dolor y la falta de movilidad. Es necesario romper este círculo vicioso cuanto antes y recuperar la movilidad necesaria para el tratamiento de radioterapia cuando éste sea el caso. Debe acudir a un fisioterapeuta especializado en el ámbito de la oncología [38].

El fisioterapeuta aplicará el tratamiento adecuado según su problema. Empleará el Drenaje Linfático Manual en la zona, siguiendo el vaso linfático afectado para flexibilizarlo. Una vez finalizado el drenaje se realizarán estiramientos globales llevando el brazo hacia atrás con el codo estirado de forma que tanto el brazo, como el antebrazo, la muñeca y la mano miren hacia el techo. Se graduará la tensión con una mayor o menor extensión de muñeca y se irá aumentando el estiramiento a medida que el dolor disminuya. El fisioterapeuta le pautará estos mismos estiramientos en el domicilio insistiéndole en la importancia de que sean indoloros, sin rebasar una tensión "confortable". También le enseñará ejercicios para los brazos[38].

- El síndrome de dolor miofascial: El síndrome de dolor miofascial (SDM) se caracteriza por la presencia de pequeñas contracturas musculares conocidas como puntos gatillo miofasciales, capaces de producir un dolor importante en lugares diferentes de donde se localizan, además de acortamiento y debilidad en los músculos afectados [38].

Existen múltiples motivos para la aparición del SDM, como las cicatrices, las malas posturas mantenidas, las posiciones inadecuadas de algún segmento corporal con algunos de sus músculos permanentemente acortados, los sobre-estiramientos, los sobreesfuerzos, las compresiones de los nervios, la constricción causada por determinadas prendas de ropa, etc. En el caso del tratamiento quirúrgico del cáncer de mama pueden aparecer puntos gatillo miofasciales en los músculos tanto de la zona del tórax (músculos pectoral mayor y serrato anterior) como los del hombro (músculo trapecio superior, músculo elevador de la escápula, músculo infraespinoso, músculo dorsal ancho etc.) provocando dolor [38].

Para que no aparezca es conveniente evitar en lo posible los factores causantes del síndrome. Una vez que ha aparecido, lo más recomendable es visitar a un fisioterapeuta experto en el diagnóstico y en el tratamiento de esta afección y seguir sus consejos, los cuales podrán ser muy diferentes dependiendo de cuáles sean los músculos afectados [38].

Recomendaciones antes de la cirugía.
La cirugía de la mama será el tratamiento más habitual y puede ser una gran fuente de estrés. El hecho de permanecer en el hospital, puede alterar aún más la vida familiar, social y laboral.

La hospitalización implica abandonar nuestro hogar y nuestra actividad habitual, restringe nuestra autonomía y perdemos en parte nuestra capacidad para tomar decisiones y controlar nuestro entorno. Además, la cirugía siempre implica incertidumbre en cuanto al resultado.

Es importante el tomarse tiempo para prepararse, recopilando toda la información que sea necesaria sobre el procedimiento quirúrgico y sobre el resultado esperado, preguntando y pidiendo aclaración al cirujano y ampliándola por otros medios.

Por otro lado, es de vital importancia el tratar de adoptar una actitud positiva y optimista. La relajación también puede ayudar mucho en estos momentos[38].

Radioterapia.
La radioterapia es la utilización de radiaciones ionizantes para el tratamiento, local o locorregional, de determinados tumores empleando rayos X de alta energía [38].

Su objetivo es destruir las células tumorales causando el menor daño posible a los tejidos sanos que rodean a dicho tumor [38].

La radioterapia se emplea siempre tras la cirugía conservadora y ocasionalmente tras la mastectomía con el objetivo de eliminar de la zona de la cirugía las posibles células tumorales que hayan podido quedar. Si tras la cirugía es necesario añadir quimioterapia, la radioterapia se administra después de la misma [38].

Según la finalidad con que se emplee, la radioterapia en el cáncer de mama puede ser profiláctica para reducir el riesgo de recidiva local (mama o pared) y/o regional (ganglios) o paliativa para aliviar síntomas provocados por el cáncer de mama o las metástasis [38].

En el cáncer de mama se utiliza tanto la radioterapia externa como la interna, aunque la más frecuente es la externa. En cualquier caso, es el oncólogo radioterápico el que prescribe y planifica el tratamiento con radioterapia [38].

El tratamiento con radioterapia siempre es individualizado, es decir, cada paciente tendrá su tratamiento específico y distinto al de otra persona[38].

Radioterapia externa.
Es el tipo de radioterapia más común. La radiación procede de una fuente que se encuentra fuera del organismo (acelerador lineal) [38].

Antes de empezar con el tratamiento propiamente dicho, es preciso realizar una planificación o simulación del mismo. Su finalidad es determinar una serie de parámetros que variarán dependiendo del tipo, de la localización y de la extensión del tumor, así como de las características anatómicas de cada paciente [38].

En el cáncer de mama se irradia la mama tras la cirugía conservadora y en determinados casos la pared torácica tras la mastectomía. Si la axila tiene ganglios positivos se irradia también la axila y la fosa supraclavicular [38].

Durante la planificación se imitan las condiciones en las que se realizará posteriormente el tratamiento, y se determina la postura más correcta y el volumen de la zona a tratar [38].

Habitualmente, para realizar la preparación del tratamiento con radioterapia y conocer con precisión la dosis que van a recibir los órganos sanos próximos como el volumen a irradiar, es necesario realizar un TAC o escáner cuyas imágenes se introducen en el ordenador [38].

Una vez realizado el planteamiento del tratamiento, es necesario reproducirlo exactamente igual todos los días. Para ello, se realizan tatuajes o marcas en la piel del tórax con tinta que ayudan al personal de radioterapia a situar con mayor precisión el área donde se administra el tratamiento [38].

De entre las modalidades de tratamiento encontramos:

- Fraccionamiento estándar: consiste en administrar una fracción al día durante 5 semanas a toda la mama y posteriormente se añade más dosis a la zona donde estaba el tumor, ya que es la zona de mayor riesgo de recidiva (aproximadamente 8 fracciones más) [38].

- Hipofraccionamiento: esta técnica consiste en incrementar la dosis de radiación diaria y reducir el tiempo total de tratamiento, con lo que en 15 fracciones (3 semanas) se realiza el tratamiento sobre la mama. En función de las características del tumor se administra o no más dosis en el lugar de la cirugía durante 1 semana más [38].

- Irradiación parcial acelerada: Se irradia tan sólo la zona donde estaba situado el tumor antes del tratamiento. Se administran dos fracciones al día, separadas por al menos 6 horas durante 5 días (en total 10 fracciones). Esta técnica está indicada en un subgrupo de pacientes con características concretas [38].

Radioterapia interna o braquiterapia.

La radioterapia interna se administra colocando un material radiactivo (isótopo) en el tumor o la zona donde estuvo situado, con el objetivo de administrar altas dosis de radiación a cortas distancias, de tal forma, que llega muy poca dosis a los tejidos sanos [38].

En el cáncer de mama este tipo de técnica se suele emplear, fundamentalmente, tras la cirugía conservadora, para dar en la zona del tumor más dosis de radiación (sobreimpresión) o para realizar irradiación parcial acelerada de la mama. La colocación del material radiactivo se hace con sedación [38].

Mientras se tengan colocados los implantes es necesario permanecer en una habitación con paredes plomadas, preparada especialmente para tal fin, ya que las fuentes radiactivas implantadas son emisoras de radiación. La duración del tratamiento es de varios días en caso de braquiterapia de baja tasa y de minutos en caso de braquiterapia de alta tasa (más empleada en la actualidad).

Efectos secundarios.
- Cansancio (astenia): En general, el tratamiento con radioterapia en el cáncer de mama es bien tolerado y suele producir poco cansancio. Cuando esto ocurre, suele ser consecuencia del propio tratamiento, de otros tratamientos asociados y del desplazamiento diario al hospital. Esta sensación es temporal y desaparece algún tiempo después de finalizar la radioterapia. Aunque algunas personas continúan realizando sus tareas normales, es aconsejable descansar unas horas tras recibir la sesión de radioterapia [38].

- Reacciones en la piel: La piel del área tratada puede sufrir alteraciones muy similares a una quemadura solar. Tras dos o tres semanas de radioterapia aparece una coloración rojiza (eritema). Según avanza el tratamiento va adquiriendo una coloración más pigmentada y oscura, que desaparecerá en uno o dos meses tras finalizar la terapia [38].

- Caída del pelo: La radioterapia destruye el folículo piloso, por lo que aproximadamente, a las dos o tres semanas de iniciar el tratamiento se aprecia, exclusivamente en la zona irradiada, una caída de pelo. En el tratamiento del cáncer de mama, esta depilación aparece sobre todo en la zona de la axila [38].

- Edema en la mama: Es relativamente frecuente que durante o tras el tratamiento la mama se inflame ligeramente y aparezcan pinchazos ocasionales. No suele tener importancia y desaparece unas semanas o meses después de finalizar la radioterapia [38].

- Linfedema: La asociación de cirugía y radioterapia sobre la axila incrementa el riesgo de linfedema del miembro superior homolateral [38].

Consejos:
Cuidado de la piel.
- No aplicar ningún tipo de crema, pomada o loción sobre la zona de tratamiento sin consultarlo previamente con el personal sanitario.
- No cubrir la zona de tratamiento con esparadrapo o tiritas, ya que se lesiona la piel al retirarlos.
- Lavar la zona con jabón indicado para ello y al secar, hacerlo suavemente con pequeños toques.
- No utilizar desodorantes sobre la axila a radiar [38].

Ropa.
- En general, es aconsejable utilizar ropa poco ajustada y evitar prendas con elásticos sobre la piel del tratamiento (el roce continuo podría erosionarla fácilmente).
- Utilizar ropa de fibras naturales, ya que son más cómodas y menos irritantes [38].

Exposición al sol.
- Las áreas tratadas con radioterapia se vuelven muy sensibles al sol, y por lo tanto, es conveniente no exponerlas al mismo, al menos durante el primer año tras finalizar el tratamiento. Una vez pasado ese tiempo, es imprescindible la utilización de cremas solares de alta protección sobre la zona que haya sido irradiada [38].

Quimioterapia.
La quimioterapia es una de las modalidades terapéuticas más empleada en el tratamiento del cáncer. Su objetivo es destruir, empleando una gran variedad de fármacos, las células que componen el tumor con el fin de lograr la reducción o desaparición de la enfermedad.

A los fármacos empleados en este tipo de tratamiento se les denomina fármacos antineoplásicos o quimioterápicos. Estos fármacos llegan a prácticamente todos los tejidos del organismo y ahí es donde ejercen su acción, tanto sobre las células malignas como sobre las sanas. Debido a la acción de los medicamentos sobre éstas últimas, pueden aparecer una serie de síntomas más o menos intensos y generalmente transitorios, denominados efectos secundarios [38].

Los tumores malignos se caracterizan por estar compuestos por células transformadas en las que los mecanismos que regulan la división se han alterado, por lo que son capaces de dividirse descontroladamente e invadir y afectar órganos vecinos [38].

La mayoría de los fármacos que se emplean en el tratamiento quimioterápico están diseñados para poder destruir las células mientras se dividen. Cuanto más rápido se dividen, más sensibles son al tratamiento. Con el tiempo, esto se traduce en una disminución del tamaño o desaparición del tumor [38].

En general, en el cáncer de mama, la quimioterapia se administra tras la cirugía como tratamiento complementario, con el objeto de prevenir la aparición de metástasis (quimioterapia adyuvante). En otras ocasiones, se administra como primer tratamiento con la finalidad de disminuir el tamaño del tumor (quimioterapia neoadyuvante). También se administra en pacientes con cáncer de mama avanzado o metastásico [38].

Generalmente, para el tratamiento del cáncer de mama se emplea la combinación de varios fármacos. Lo más frecuente es que se administren por vía intravenosa, es decir a través de una vena. La mayoría de los pacientes con cáncer de mama no precisan ingreso hospitalario para el tratamiento como quimioterapia, lo reciben de forma ambulatoria en el hospital de día. En algunos casos, si existen complicaciones más serias, podría ser necesario un ingreso hospitalario, aunque es poco frecuente [38].

La quimioterapia se administra en forma de ciclos, alternando periodos de tratamiento con periodos de descanso. Los ciclos pueden ser semanales, quincenales, trisemanales, dependiendo del tipo de fármacos a administrar[38].

Antes de iniciar un nuevo ciclo es necesario realizar un control de sangre para asegurarse de que la quimioterapia no está dañando los riñones o alterando los niveles de hematíes, leucocitos o plaquetas de la sangre [38].

Si esto fuera así, sería necesario retrasar la administración del siguiente ciclo de quimioterapia hasta que se haya recuperado la función renal y los valores del hemograma [38].

En ocasiones, para evitar pinchar repetidamente una vena, se emplea un tubo muy fino, largo y flexible, llamado catéter por donde se administran los fármacos. El catéter se introduce en una vena de grueso calibre y permanece, sin ser retirado, durante todo el tratamiento. Con frecuencia está unido a un porta-cath (disco redondo de plástico o metal que se introduce bajo la piel), siendo en este caso por donde se realiza la infusión de la quimioterapia [38].

Efectos secundarios.

Los efectos secundarios de la quimioterapia son debidos a que los fármacos empleados para eliminar las células malignas son también tóxicos para las células sanas, como las de la sangre, mucosas del tubo digestivo, folículo piloso, sistema nervioso periférico etc. [38].

Protocolo de enfermería en el cáncer de mama:
Fase diagnóstico.
Objetivo: Facilitar que la paciente y su familia se adhieran correctamente a los protocolos médicos, tengan la información adecuada y se puedan diagnosticar a tiempo eventuales problemas psicológicos-psiquiátricos [39]:

- Facilitación de la percepción de control sobre la enfermedad.
- Orientación emocional al paciente y a su familia a través de material educativo y presentación de grupos de apoyo.
- Derivación, de ser necesaria, a un especialista en salud mental.
- Detección de las necesidades emocionales, psicológicas y sociales de la paciente y de su familia, para orientarles.

Fase de tratamiento.
Objetivo: Controlar y manejar los efectos secundarios psicológicos (i.e. angustia, fobia, ansiedad, náuseas y vómitos anticipatorios, etc.) asociados a los tratamientos médicos; orientando también a la paciente y a su familia directa frente a las reacciones emocionales propias de este escenario [39]:

- Facilitar la adaptación a la enfermedad durante el proceso de tratamiento biomédico (incidiendo en la ansiedad, angustia, efectos secundarios de la quimioterapia, fobias a los aparatos de la radioterapia, disfunciones sexuales y también en los ingresos hospitalarios).

- Fomentar estilos de afrontamiento activos: vivir las etapas del duelo oncológico, buscar orientación médica específica para el caso del paciente, fomentar redes de apoyo social, mantenerse en actividad todo lo posible, etc.

- Facilitar la adhesión terapéutica a los tratamientos médicos.

Fase libre de enfermedad.
Lo primero que se debe indicar es que una de las principales fuentes de estrés para una persona que ha cursado o cursa un cáncer de mama son los controles médicos. Cada uno de ellos es experimentado como una potencial situación de recaída, generándose un gran nivel de angustia en cada uno de ellos [39].

Objetivo: Ayudar a afrontar mejor las preocupaciones de las personas a través de sus preguntas y dudas, estableciendo protocolos de información claros. También proporcionar estrategias para facilitar su reincorporación a la vida cotidiana [39]:

- Manejo adecuado de la información, ayudar a distinguir entre cancerofobia y sintomatología sospechosa que debe ser chequeada oportunamente.
- Facilitación de la expresión de los miedos y preocupaciones por parte de la paciente y su familia.
- Fomentar la buena comunicación médico-paciente.
- Estrategias para controlar cualquier alteración emocional (angustia y/o depresión) y facilitar el retorno del paciente a sus actividades cotidianas.

Fase de supervivencia.
Cada vez toma más relevancia, ya que muchas dificultades relacionadas directa o indirectamente con la enfermedad de la paciente pueden continuar causando dificultades psicológicas y sociales [39].
Objetivos [39]:

- Facilitar la adaptación a las secuelas físicas, psicológicas y sociales que haya podido provocar la enfermedad.
- Facilitar la reincorporación a las actividades e intereses significativos para la paciente.

Fase de recidiva.
El impacto puede ser más intenso que en el momento del diagnóstico inicial. Estados de ansiedad, angustia extrema y depresión son muy comunes [39].
Los objetivos [39]:

- Prevención y tratamiento de psicopatologías.
- Facilitación de la adaptación al nuevo estado de la enfermedad.
- Reforzar la relación médico-paciente (pueden aparecer recriminaciones y cuestionamientos profesionales).
- Establecer las necesidades emocionales de la familia frente a la recaída.

Fase terminal de la vida.
Pueden aparecer reacciones emocionales muy intensas tanto en el enfermo como en su familia [39].
Objetivos [39]:

- Colaborar en el control de síntomas físicos como el dolor, náuseas, etc.

- Detectar y atender dificultades psicológicas y sociales que el paciente y su familia puedan presentar.
- Diagnosticar y tratar psicopatologías propias de esta etapa, delirios, alucinaciones, depresión, somatizaciones, etc.
- Acompañar a la paciente en el proceso de morir y a su familia en la elaboración del duelo.

6.3. ACTUACIÓN ANTE UNA SITUACIÓN DE DUELO – FACILITAR EL AFRONTAMIENTO

En la enfermería paliativa el objetivo principal es darle al paciente el máximo confort y bienestar, evitando sufrimiento y lograr una muerte digna. No debemos olvidarnos nunca de la familia, la cual, va a ser dadora y receptora de cuidados siendo de gran ayuda para el enfermo y el personal de enfermería [40].

Además de llevar un buen control de los síntomas que van apareciendo, hay que tener en cuenta cuidados en el confort, ya que el paciente tiene necesidades básicas que, si no se ven cubiertas, no se logrará nada respecto a su calidad de vida [40].

Ante cualquier síntoma, el equipo de enfermería se planteará un plan de cuidados, el cual, será individualizado para cada paciente y familia. Se valorará el estado general del paciente, el pronóstico y su calidad de vida, ya que la meta no se enfoca en curar sino en cuidar [40].

Valoración de enfermería.

Hay que realizar una valoración exhaustiva del paciente, familia y entorno.

La valoración del estado del paciente se realizará por patrones funcionales, prestando especial atención al estado psicológico del paciente y el grado de información que tiene acerca de la enfermedad [40].

Se identificará al cuidador primario, persona que se encarga del cuidado del enfermo, a quien irán dirigidas nuestras enseñanzas y al que habrá que cuidar especialmente. Al realizar la valoración del entorno familiar nos fijaremos en el nivel cultural, la edad y el estado psicológico del cuidador principal [40].

Si el paciente se encuentra en su domicilio, hay que realizar una valoración del entorno, ya que esto va a condicionar en muchas ocasiones nuestro plan de cuidados (vivienda, higiene del entorno, ascensor, teléfono, calefacción...) [40].

Desde el primer contacto hay que crear un ambiente de confianza, tanto con el enfermo como con la familia, para obtener una información clara y poder aclarar dudas, temores, etc.[40]

Libro 11 NECESIDAD DE CREENCIAS

La presentación del equipo como explicar los objetivos de los cuidados y tratamientos que se van a realizar con un lenguaje que todos puedan entender es una labor importante, así como darles tiempo para expresar sus sentimientos y temores [40].

Diagnósticos de enfermería.
Los más habituales son:
- Riesgo de manejo ineficaz del régimen terapéutico personal.
- Incumplimiento del tratamiento.
- Alteración de la nutrición: por defecto.
- Alteraciones de la mucosa oral.
- Alto riesgo de deterioro de la integridad cutánea.
- Deterioro de la integridad cutánea.
- Incontinencia urinaria.
- Estreñimiento.
- Deterioro de la movilidad física.
- Patrón respiratorio ineficaz.
- Déficit de actividades recreativas.
- Alteración del patrón del sueño.
- Dolor.
- Confusión aguda.
- Desesperanza.
- Temor.
- Riesgo de alteración de los procesos familiares.
- Cansancio en el desempeño del rol de cuidador.
- Afrontamiento individual inefectivo.
- Duelo anticipado.
- Duelo disfuncional.
- Afrontamiento familiar inefectivo.
- Sufrimiento espiritual.

Planificación de los cuidados.
Debe ser individualizado para cada paciente. Se debe tener en cuenta varios factores [40]:
- Priorizar los problemas, ya que son unos pacientes plurisintomáticos y no podemos abordarlos todos a la vez. La mayoría de las veces, va a ser el propio paciente el que nos va a dar la pauta a seguir.
- Los objetivos deben ser realistas y a corto plazo, ya que son enfermos que cambian su situación de una forma rápida y

continua, y habrá que irlos modificando en cada momento.
- Tener en cuenta los recursos de los que disponemos: entorno, material, cuidadores... Los recursos difieren mucho si el paciente se encuentra en su domicilio o en el hospital y ello va a condicionar nuestro plan de cuidados.
- Contar con la opinión del paciente y de la familia en la planificación y en la toma de decisiones respecto a los cuidados a seguir. Hay que destacar la educación sanitaria de la familia, habrá que enseñar a la familia cómo cuidar al paciente, especialmente si éste se encuentra en su domicilio. Se tendrán en cuenta varios aspectos.
  - Crear un ambiente de confianza para que la familia sea capaz de preguntarnos dudas, temores, etc.
  - Realizar un adiestramiento progresivo. En una primera visita se asimila el 10-20 % de la Información que se da, por lo que habrá que priorizar y enseñar de forma paulatina y gradual los cuidados a realizar.
  - Utilizar un lenguaje coloquial, sin tecnicismos, para que puedan entendernos.
  - Dejar todas las instrucciones por escrito para que puedan consultar en caso de duda.
  - Enseñar bien a la familia qué síntomas pueden aparecer, cuál va a ser la evolución y qué deben hacer en caso de que aparezcan ya que son ellos los que están con el enfermo todo el día y disponer de esta información suele tranquilizarles, si se encuentra en su domicilio.

Evaluación.
Ha de ser continua, ya que se trata de un paciente plurisintomático y cambiante. Se realizará una evaluación del estado general del paciente (síntomas controlados, aparición de nuevos síntomas), familia y entorno, vigilando, especialmente si el paciente se encuentra en su domicilio, el cumplimiento del tratamiento y si se están realizando correctamente los cuidados, reforzando toda la información dada anteriormente [40].

Cuidados de enfermería en el paciente con cáncer.
- Comunicación:
  - Hay que hablarles con un lenguaje sencillo y simple.
  - Recuerdan bien lo primero que se les dice antes que lo último.
  - Cuanto mayor cantidad de información le demos en un momento, mayor es la proporción que olvidan.

- Debido a que muchas veces presentan alteraciones sensoriales (hipoacusia, alteraciones visuales...) la comunicación no verbal en el paciente anciano paliativo es fundamental [40].

- Alteraciones de la movilidad: La inactividad y la inmovilidad son problemas comunes dentro de la población anciana. El envejecimiento suele conllevar ciertos cambios fisiológicos, psicológicos y socioeconómicos que pueden inducir a una cierta limitación de la movilidad. Si a esto le sumamos que, aunque no debemos de identificar "paciente terminal" con "paciente encamado", la debilidad es uno de los síntomas que aumenta a medida que evoluciona la enfermedad oncológica y es frecuente que el paciente anciano con cáncer presente deterioro de la movilidad y que en consecuencia necesite ayuda para la movilización.

Los cuidados de enfermería dependerán del grado de inmovilidad que presente el paciente y su objetivo fundamental será la adaptación del enfermo a la situación para prevenir las complicaciones de la inmovilidad como son las úlceras por presión [40].

Cuidados de enfermería:
- Si puede moverse por sí solo, habrá que animarle a salir, que pasee por la casa, etc.
- Si debido a la debilidad no puede moverse por sí solo, le proporcionaremos medidas de apoyo para poder movilizarse (silla de ruedas, andador) y si necesita ayuda de una segunda persona, ésta ayuda se le proporcionará con suavidad, despacio, trasmitiendo firmeza y seguridad.
- Si el paciente está inmovilizado buscaremos la posición más adecuada para el enfermo, dejaremos sus objetos personales siempre a mano, realizaremos los cambios posturales pertinentes, no nos implicaremos más allá de donde el paciente no llegue y le valoraremos continuamente el estado de la piel, poniendo en marcha las medidas de prevención necesarias para evitar las úlceras por presión[40].

- Alteraciones en la integridad cutánea: El paciente anciano con cáncer, debido a diversas causas como son: las alteraciones nutricionales, deshidratación, alteración de la movilidad, incontinencia..., presenta un riesgo muy alto de sufrir lesiones en la piel como por ejemplo las úlceras por presión. Son muy importantes las medidas de prevención que impidan la aparición de lesiones como: higiene diaria de la piel con jabones pH neutro, hidratación de la piel, protección de zonas de riesgo etc.

A pesar de las medidas preventivas, a veces, debido al gran deterioro que sufren los pacientes con cáncer avanzado, es inevitable la formación de UPP y es aquí donde el estado general, el pronóstico y la calidad de vida del enfermo nos han de marcar los cuidados a realizar [40].

Cuidados de enfermería:
- Los pacientes que están en las últimas semanas de vida y que se deterioran rápidamente (de día en día) son poco proclives a curar nada por lo que nuestro objetivo será promover la mayor comodidad posible.
- Un paciente que se deteriora de forma más lenta (de semana en semana) puede dar lugar a la curación de úlceras de menos de 0,5 cm si la nutrición es adecuada.
- La progresión más lenta (de mes a mes) puede permitir curar úlceras más profundas, siempre que se alivie la presión, se mejore el estado nutricional y se haga un buen manejo local.
- Una gran úlcera, que llega a hueso, es imposible curar en un paciente severamente debilitado, por lo que nuestro objetivo será aliviar el dolor y proporcionar el máximo confort posible[40].

- Estreñimiento: El 60% de los pacientes con debilidad extrema padecen estreñimiento. El 80% de los enfermos que siguen tratamiento con opioides, padecen estreñimiento y siempre precisarán laxantes de forma regular. El estreñimiento es un síntoma multifactorial y no siempre podremos actuar sobre las causas por lo que nuestro objetivo será aumentar el confort del paciente y prevenir la formación de fecalomas [40].

Cuidados de enfermería:
- Recordar seguir el tratamiento de laxantes prescrito.
- Estimular la ingesta de líquidos, dentro de lo posible.
- Desaconsejar el uso de dietas con alto contenido en fibra ya que ésta aumenta el tamaño del bolo fecal haciéndose más difícil su expulsión en estos enfermos que presentan gran deterioro físico y debilidad.

- Responder al deseo de evacuación.
- Favorecer la intimidad, fomentando si se puede el uso del retrete.
- Si el paciente no hace deposición en dos o tres días, puede ser útil el uso de supositorios de glicerina o cánulas de citrato sódico.
- Si la medida anterior no es eficaz, procederemos a la administración de un enema de limpieza, enseñando a la familia cómo hacerlo si el paciente está en su domicilio.

- Incontinencia urinaria: Es el síntoma más frecuente del aparato genitourinario de los mayores de 65 años y aparece con mucha más frecuencia en los ancianos que en otros grupos de edad, formando parte de los llamados grandes síndromes geriátricos [40].

Los cuidados de enfermería de la incontinencia urinaria irán dirigidos a prevenir alteraciones en la piel, manteniendo al enfermo limpio y seco el máximo tiempo posible y reforzar al enfermo psicológicamente para evitar la pérdida de autoestima [40].

Cuidados de enfermería:
- Realizar adecuada higiene perineal dejando la zona bien seca y prestando especial atención a los pliegues cutáneos.
- No usar productos irritantes en el aseo del paciente.
- Utilizar cremas hidratantes.
- Utilizar pomada protectora en el sacro y glúteos si existe riesgo de maceración.
- Ofrecer la cuña o ir al servicio periódicamente.
- Colocar absorbentes y/o pañales y cambiarlos siempre que sea necesario para mantener al enfermo seco.
- Se recomienda reducir el consumo de líquidos a partir de la merienda si el enfermo presenta nicturia.
- Evitar la sedación excesiva y la toma de diuréticos en la cena.
- No realizar sondaje vesical, salvo si existe retención urinaria.
- Promover sentimientos de autoestima y proporcionar apoyo emocional para facilitar la adaptación a su nueva situación.

- Trastornos del sueño: Los hábitos del sueño cambian cuando la persona envejece. El dolor, la depresión, asociados a una enfermedad terminal pueden empeorar cualquier trastorno preexistente del sueño, siendo el insomnio uno de los más frecuentes que habrá que tratar enérgicamente ya que conlleva un empeoramiento funcional, alteración del estado de ánimo, deterioro cognitivo y mayor incidencia de caídas [40].

Pueden ser debido a causas fisiológicas como dolor, disnea, etc., o a causas emocionales. La noche siempre resulta atemorizante cuando se sufre una enfermedad grave porque es cuando afloran muchos temores, por miedo a la oscuridad, a la reagudización de síntomas y sobre todo, porque casi siempre se asocia con la idea de la muerte. Es muy importante identificar la causa ya que, muchas veces, es simplemente por este miedo a la noche y realizando un adecuado apoyo emocional desaparecerá el insomnio sin necesidad de ningún otro tratamiento [40].

Cuidados de enfermería:
- Control adecuado de los síntomas.
- Evitar la ingesta de sustancias estimulantes como café, coca cola, etc.
- Crear un ambiente de silencio, semi-oscuro, con temperatura adecuada que favorezca el sueño.
- Aconsejar tomar infusiones relajantes o leche templada.
- Estimular las actividades diarias y evitar estar en la cama todo el día.
- Exposición a la luz brillante durante el día.
- Realizar masajes suaves con cremas hidratantes o sustancias aromáticas.
- Facilitar la expresión de sus miedos y ansiedades ayudando a mejorar la comunicación con la familia.
- Dejar una pequeña luz encendida por la noche.

- Cuadro confusional agudo: Es uno de los síntomas más frecuentes, siendo la propia enfermedad un factor predisponente [40].

Los cuidados de enfermería en un cuadro confusional son complementarios al tratamiento farmacológico, nunca sustitutivos, e irán encaminados a reducir la ansiedad provocada por la desorientación y evitar las autolesiones del paciente [40].

Cuidados de enfermería:
- En fases iniciales utilizar medidas de orientación como el reloj, calendarios…
- Mantener un ambiente agradable, evitando los ruidos y proporcionando una luz tenue por las noches.
- No utilizar medidas de sujeción a no ser que el enfermo esté muy agresivo.

- Colocar barandillas en la cama y el retirar objetos peligrosos.
- Evitar la presencia de muchos familiares, pero sí de al menos uno para que lo tenga como referencia de la realidad.
- Descartar la presencia de dolor, retención urinaria o impactación fecal que podrían producir la agitación.
- Comunicarse con él sin chillar, vocalizando al máximo, llamándole por su nombre y utilizando frases cortas sin intentar hacerle razonar ya que esto aumentaría la agitación.
- Apoyo emocional a la familia, explicándoles la situación ya que muchas veces el paciente muestra su agresividad con los familiares más cercanos y es importante que sepan que el comportamiento del enfermo es una consecuencia de la enfermedad y no es consciente de ello [40].

7 APOYO EMOCIONAL

7.1. BASES DE LOS CUIDADOS PALIATIVOS

Para la OMS, los Cuidados Paliativos se definen como: "Enfoque que mejora la calidad de vida de pacientes y familias que se enfrentan a los problemas asociados con enfermedades amenazantes para la vida, a través de la prevención y alivio del sufrimiento por medio de la identificación temprana e impecable evaluación y tratamiento del dolor y otros problemas, físicos, psicológicos y espirituales", más aún si está en fase avanzada y progresiva [41]:

Durante esta etapa las metas principales son:

- El alivio y la prevención del sufrimiento.
- La identificación precoz y tratamiento impecable del dolor y de otros problemas físicos, psicosociales y espirituales.
- Colaborar para que el paciente y la familia acepten la realidad.
- Procurar conseguir la mayor calidad de vida para los enfermos, evitando el uso de medidas desesperadas como es el encarnizamiento terapéutico. Se conocen también como cuidados intensivos de confort, porque buscan facilitar todo lo que sea capaz de reducir o evitar el sufrimiento al moribundo, bien a través de medios preventivos, curativos o rehabilitadores, e incluso, en ocasiones, de una terapia intervencionista, por ejemplo, un drenaje en la disnea por un derrame pleural, por lo que definirlos como tratamiento de soporte es una simplificación excesiva de un trabajo más complejo [42].

En los Cuidados Paliativos se procura [41, 42, 43]:
- Dar una atención global al paciente a través de un equipo interdisciplinar, con una actitud activa y positiva de los cuidados, superando el "no hay nada más que hacer".
- Dar mucha importancia a la comunicación y al soporte emocional en las diversas etapas de adaptación a la enfermedad terminal, ya que es un gran instrumento de alivio tanto para el paciente como para la familia. A través de ella se da un gran apoyo social y emocional. La buena comunicación permite conocer mejor sus síntomas, necesidades y sus deseos de conocer o no el diagnóstico y participar en el tratamiento.
- Controlar los síntomas comunes de la enfermedad, especialmente el dolor, si es posible con tratamientos curativos, de apoyo y prevención.
- Reconocer al paciente y a la familia como una unidad.
- Respetar los valores, preferencias y elecciones del paciente.
- Considerar siempre a las necesidades globales de los enfermos y aliviar su aislamiento a través de ofrecerles seguridad de no abandono y mantenerles informados.
- Reconocer las preocupaciones del cuidador y apoyarle en sus necesidades mediante diversos servicios de soporte.
- Ayudar a implementar el cuidado domiciliario.
- Promover acciones para conseguir que el enfermo muera en paz.
- Dar apoyo a la familia después de la muerte del paciente.
- Ofrecerle asesoría y soporte ético y legal.
- Desarrollar infraestructuras institucionales que apoyen las mejores prácticas y modelos de Cuidados Paliativos [41, 42, 43].

Necesidades de los pacientes en la fase final de la vida.
- Fisiológicas. De entre las necesidades fisiológicas encontramos las siguientes [41]:
    - Buen control sintomático.
    - Pertenencia.
    - Estar en manos seguras.
    - Sentirse útil.
    - No experimentar ser una carga.
    - Amor.
    - Poder expresar afecto y recibirlo.
    - Comprensión.
    - Explicación de los síntomas y la enfermedad.

- Oportunidad para discutir el proceso de fallecer.
- Aceptación.
- Autoestima.
- Participar en la toma de decisiones sobre todo cuando aumente su dependencia.
- Espirituales.
- Búsqueda del significado y propósito de la vida.
- Deseo de reconciliación.
- Perdón.
- Afirmación de valores particulares y comunes.

- Comunicación: Tanto la comunicación verbal como no verbal, se complementan entre sí y sirven para dar el mensaje total. Las palabras son muy importantes para aclarar conceptos, síntomas, deseos y sentimientos, pero la entonación, el timbre, los silencios, las palabras que se emplean, la forma como se habla y otros gestos dan color y emoción a lo que se dice [41].

La enfermería debe saber guiar y orientar el manejo global del enfermo, siendo básico que aprenda a escuchar con atención y a reducir la ansiedad que tienen los pacientes por el miedo a lo que padecen y a su futuro. Un elemento muy útil en este sentido y que se puede desarrollar es la empatía, que nos permite ponernos en el lugar del paciente para comprender mejor su estado, lo difícil que en un momento determinado puede ser recoger en palabras sus sentimientos y conocer particularmente lo que no siempre se dice, sus necesidades psicosociales. Los pacientes tienen mucha necesidad de expresar sus dudas, sus preocupaciones, lo que piensan, lo que sienten…y de compartirlo con alguien que les muestre sinceridad e interés.

La comunicación no verbal merece una mención muy especial porque los enfermos son muy receptivos a esta forma de comunicación, particularmente cuando tienen dudas, si existe una conspiración de silencio, no saben lo que les sucede y cuando éste es el único recurso que tienen para comunicarse con nosotros por hablar un lenguaje diferente o sufrir, por ejemplo, disartria como secuela de un ACVA o de un tumor orofaríngeo. Hay que sentarse a su lado ("cinco minutos sentado, equivalen para el paciente a una hora en posición de pies", según G. Marañón), saber respetar los momentos de silencio que se producen en la conversación, sobre todo cuando las palabras se vuelven difíciles, y recordar que un gesto vale más que muchas palabras. El contacto físico a través de tomarle la mano o el brazo en estos momentos pueden transmitir al enfermo calor, apoyo y solidaridad, pero debe aplicarse con cuidado y respeto a los deseos del paciente [41].

Las múltiples necesidades del enfermo y de su familia tienden a resolverse mejor por el trabajo de un equipo multidisciplinar compuesto por médicos, enfermeras, asistentes sociales, psicoterapeutas, terapeutas ocupacionales, psicólogos, asistentes espirituales, voluntarios y expertos en ética y en aspectos legales. Es importante que entre todos ellos se hable un lenguaje común y que no exista una conspiración de silencio entre el paciente y su familia. Además, el trabajo en equipo aumenta la cohesión y colaboración entre los participantes y sirve para canalizar y reducir la ansiedad que genera el contacto con el enfermo [42, 43, 44, 45, 46, 47, 48, 49, 50].

- La necesidad de un buen control de los síntomas: Los síntomas son para la persona una llamada de atención de que su organismo no se encuentra bien, por lo que cuanto más intensos y persistentes sean, más sensación de amenaza representan para su existencia. Pueden ser consecuencia directa de la enfermedad (una obstrucción intestinal, por ejemplo, causada por el cáncer), indirecta (una úlcera por presión, producida por el encamamiento prolongado), o también de un trastorno coexistente no relacionado con la enfermedad principal (una artritis). Es esencial comprender el sentido que tienen el dolor y otros síntomas para el paciente o la existencia de otros elementos que influyen en su persistencia o intensidad y los efectos que éstos le ocasionan en su función. Así, aumentan la intensidad de sus síntomas: desconocer su origen, la ansiedad, no ser escuchado adecuadamente, creer que no puede ser aliviado y percibir su presencia como funesta o como una amenaza, en tanto que disminuyen su intensidad: la atención a los pequeños detalles, la detección y tratamiento precoz de otros síntomas, la compañía y el apoyo para resolver la soledad y la problemática social del afectado.

Sentirse enfermo, más aún si la enfermedad es grave, equivale a experimentar mayor riesgo de morir, por lo que conocer sólo los síntomas que padece un enfermo en situación terminal constituye un conocimiento valioso pero insuficiente de los datos que precisamos para llevar a cabo una acción terapéutica eficaz [51, 52, 53, 54].

Cassell considera que no es posible tratar la enfermedad como algo que le sucede sólo al cuerpo sino a toda la persona, porque todo síntoma tiene una vivencia de amenaza que le ocasiona desamparo, soledad y dolor. Por esta razón, el modelo biopsicosocial del dolor maligno al final de la vida, que mantiene que este síntoma no es simplemente un reflejo de unos factores biológicos subyacentes (afectación tumoral, comorbilidades múltiples) sino que está influenciado por factores psicosociales (trastornos de ánimo, soledad, etc.), se está trasladando al estudio y tratamiento de otros síntomas [55].

Los síntomas no tratados a su inicio se vuelven más difíciles en los últimos días, porque la persona no se habitúa al dolor, sino que el dolor crónico no aliviado cambia el estado de las transmisiones neuronales dentro del SNC con refuerzo de las vías de transmisión nerviosa y la activación de vías previamente silenciosas. Sólo su reconocimiento adecuado y la utilización de las numerosas técnicas y fármacos para su alivio en combinación con otras intervenciones de apoyo psicosocial pueden cambiar significativamente la situación de los enfermos. El empleo de un abordaje multi e interdisciplinar en el diagnóstico y en el tratamiento facilita al equipo tener un alto nivel de vigilancia y asegura que se ofrezca un mismo nivel de cuidados a todos los pacientes [56, 57].

- El alivio del sufrimiento: El sufrimiento es una dimensión fundamental de la condición humana y un acompañante frecuente de la fase final. No afecta sólo a lo físico, sino a todo el hombre en su conjunto. Para Chapman y Gravin, "es un complejo estado afectivo, cognitivo y negativo caracterizado por la sensación que tiene el individuo de sentirse amenazado en su integridad, por el sentimiento de impotencia para hacer frente a dicha amenaza y por el agotamiento de los recursos personales y psicosociales que le permitirán enfrentarse a dicha amenaza"[58].

La complejidad de causas del sufrimiento, requiere un trabajo interdisciplinar donde se hable un lenguaje común, exista humildad y un ambiente de deseo de servicio, cualquiera que sea su cultura o confesión.

Causas de sufrimiento: mal control de síntomas, efectos no deseados de tratamientos, pérdida de rol social, sensación de dependencia, situaciones psicosociales inadecuadas, los pensamientos negativos, síntomas no controlados, mal aspecto físico, no sentirse querido, dejar asuntos inconclusos, estado de ánimo deprimido o angustiado, no desear morir solos [50,51,52,53,54,55, 59,60].

El paciente, al ver amenazadas sus expectativas vitales, desarrolla un cuadro de ansiedad, preocupación y miedo, y tiende a pensar más profundamente sobre su vida y su significado, afligiéndole varios tipos de temores [50,51,52,53,54,55,59,60].

Los problemas físicos, psíquicos o espirituales no resueltos o tratados, pueden causar o exacerbar el sufrimiento por lo que en una primera etapa es preciso hacer todo lo que esté en nuestras manos para aliviar o abolir las causas físicas del sufrimiento por una necesidad ética, porque es imposible atenuar la angustia mental del enfermo sin haberle liberado antes de una molestia física constante con un tratamiento incluso intensivo de sus síntomas. Sólo así será posible hablar con él de otros asuntos pendientes que le molesten. Un segundo paso en el alivio del sufrimiento consistirá en evaluar con el enfermo su ansiedad o depresión, la alteración funcional que la enfermedad le ha producido y sus otras muchas preocupaciones y problemas[50,51,52,53,54,55,59,60, 61].

Se indagará también sobre cómo los afronta, si se siente fuerte o que le flaquean sus recursos tanto físicos como emocionales.

Existe en la enfermedad una diferente percepción del tiempo por lo que cuanto más importante sea para la persona la noticia o el acontecimiento que espera, el tiempo pasará más lentamente, lo que aumenta su percepción de amenaza y su sensación de incapacidad para afrontarla con éxito. Por esta razón, el profesional sanitario tiene que esforzarse por singularizar su acción y adaptarse a la temporalidad del enfermo, comprenderla y tratar de reducir el tiempo real que puede estar prolongando su espera y por ende, su sufrimiento [62].

Medidas para reducir la intensidad del sufrimiento, su vivencia y reforzar la autoestima del paciente y su apoyo social [62]:

- Detectar a tiempo aquellos síntomas, miedos y situaciones que preocupen al paciente, así como sus orígenes.
- Compensar o atenuar dichos síntomas y tratar de suavizar la amenaza. Así pues, es esencial tratar la depresión y la ansiedad, que son problemas mayores en esta etapa, tanto por sí solas como por ser potenciadora de la intensidad de los síntomas y de la aflicción de la muerte, que impide que los pacientes adopten un abordaje más activo y satisfactorio en sus últimos meses de vida y en los procesos de afrontamiento de la realidad.
- Detectar y potenciar los propios recursos del

paciente a fin de disminuir, eliminar o prevenir la sensación de impotencia o de ser sobrepasados por la enfermedad para lo cual es necesario averiguar lo que es esencial para el enfermo, a fin de establecer con él objetivos y, en el caso de que estos recursos no existieran, implementarlos con estrategias de afrontamiento para lograr un manejo más adecuado de sus emociones, pensamientos y conductas que le permitan reducir o suprimir la sensación de impotencia. Se trataría, como dicen González Barón y Lacasta, de pasar de una vida tolerada (vivida como una carga) a una vida tolerable (difícil pero cargada de sentido) para que pueda afrontar mejor la enfermedad. En todo caso, la preservación de la individualidad, dignidad e interés en la vida, ayuda a evitar que una situación dolorosa se vuelva intolerable [62].

Apoyo a la familia.

La familia es uno de los pilares básicos para el cuidado del enfermo y no se pueden separar las necesidades de éste de las de su familia porque las dos partes funcionan en paliativos como una unidad [48, 63, 64, 65, 66].

Retos de los familiares:

- Encontrar un equilibrio entre actuar con naturalidad o exagerar los cuidados.
- Redistribuir las funciones y las tareas del paciente.
- Aceptar apoyos para cuidarle y relacionarse con el equipo de asistencia.
- Ayudar al enfermo a dejar sus cosas en orden y a despedirse. La familia es su fuente más importante de apoyo durante todo el proceso de la enfermedad, pero para ser más eficaz necesita información, ayuda para aprender a manejar sus miedos y emociones y mucha comprensión para ejercer adecuadamente su papel de manto protector del enfermo. Requiere una información clara sobre la enfermedad, su evolución probable, los cuidados en los que pueden intervenir, cómo mejorar la interrelación personal y acogerse a los diversos apoyos tanto de tipo físico, emocional y económico que existen en su comunidad. Un buen soporte a la familia en la terminalidad pretenderá cubrir los siguientes aspectos [48, 63, 64, 65, 66].

Necesidades de las familias: Permanecer con el enfermo, redistribuir las funciones del enfermo, mantener el funcionamiento del hogar, aceptar la situación del enfermo, su creciente debilidad y dependencia, recibir ayuda para atender al enfermo, seguridad de que su familiar va a morir confortablemente, recibir soporte de otros familiares y del equipo, facilitar la actuación del equipo y del voluntariado y acompañamiento en el proceso de duelo.

El apoyo a la familia deberá incluir si lo desea, hacerle partícipe de los cuidados del enfermo, porque atenderle, permite mostrarle su afecto, reduce su sensación de culpabilidad y facilita el proceso del duelo posterior. Los resultados serán mejores si existe un acuerdo previo sobre el modo y el contenido de la comunicación con el paciente, para no transmitirle mensajes contradictorios ya que tienden a aumentar su desconfianza. La familia apreciará más nuestra oferta de asistencia si entiende y acoge nuestro trabajo como una cooperación que reconozca y apoye los recursos propios del grupo antes que como una intromisión. La calidad de vida puede mejorar no sólo cuando "objetivamente" se hace sentir mejor a los pacientes, sino cuando éstos sienten que estamos tratando de ayudarles y se da soporte a su familia.

El final de los cuidados no coincide con la muerte del enfermo. En esta etapa siguen siendo importantes la forma cuidadosa con que se informa de su muerte, el respeto a su aflicción, la preparación del cadáver y el apoyo a la familia en el duelo. Sin una adecuada actuación en esta parte del proceso, nuestro trabajo quedaría incompleto.

La familia agradece que se deje una puerta abierta para la comunicación posterior con el equipo después del fallecimiento que puede favorecer la expresión de sentimientos así como su adaptación al proceso del duelo posterior [63, 65, 66].

Cuidados de enfermería con el paciente terminal.

Los Cuidados Paliativos, como hemos visto, tienen por objeto proporcionar el mayor grado de bienestar al enfermo tanto en su aspecto físico, emocional, social y espiritual, por lo que tienen que adaptarse a las características individuales y a los cambios que se producen conforme evoluciona la enfermedad. Su mejoría se acompaña, por lo general, de una mayor asimilación y adaptación a la nueva situación.

Para ejercer unos cuidados paliativos eficaces, los profesionales de enfermería deben contar con una formación básica sobre cómo desarrollar una buena comunicación con el paciente y su familia para detectar sus necesidades, conocimientos sobre la enfermedad del paciente y los problemas que ésta puede generar y que posean o desarrollen una cierta actitud personal, equilibrio y madurez para autocuidarse y soportar mejor las situaciones difíciles que acompañan a las personas en estos momentos finales de su vida [49, 67, 68, 69, 70].

El papel de enfermería en la atención de pacientes en fase terminal será tratar de lograr la mayor autonomía posible del individuo y conservar su dignidad hasta la muerte con respeto a su voluntad por lo que procurará cubrir los siguientes aspectos [68, 69]:

- Valorar las alteraciones en la calidad de vida provocadas por la enfermedad y su tratamiento, la forma cómo afectan al paciente y cómo éste afronta su situación.
- Procurar el mayor equilibrio físico, psíquico y ambiental del enfermo, para facilitarle una vida digna hasta la muerte.
- Cooperar con el médico para explicar el diagnóstico y otras informaciones relevantes al paciente y a su familia.
- Asesorar y educar a la familia sobre los cuidados, la dieta, medicamentos, etc.
- Ayudar al paciente y a su familia a prevenir y a sobrellevar las situaciones de crisis.
- Prevenir aquellas complicaciones de la inmovilidad y encamamientos prolongados.
- Procurar la continuidad de los cuidados y la coordinación entre los diferentes servicios y niveles asistenciales.
- Preparar con tiempo al paciente y su familia ante un ingreso hospitalario o el traslado a su domicilio.
- Proporcionar a la familia ayuda para afrontar la muerte y la fase de duelo.
- Colaborar con otros miembros del equipo asistencial para reducir el desgaste y cansancio físico y aumentar la tolerancia mutua en situaciones difíciles.

Evaluación de enfermería.

El profesional de enfermería por ser el que más tiempo pasa con el enfermo, puede prestar una ayuda muy eficaz en la detección, valoración y manejo de sus síntomas. Sus cuidados se iniciarán con una valoración integral estado general del paciente, de su familia y de su entorno, con el objetivo de identificar sus necesidades personales (salud funcional, mental, riesgo de ansiedad-depresión, de caídas, de úlceras…), grado de adaptación a la enfermedad, las redes de apoyo con las que cuenta, nivel actual o potencial de fatiga psicológica y social de los cuidadores y familiares, así como los posibles beneficios de recibir unos cuidados interdisciplinares.

Dentro de la valoración integral del paciente se deben tener en cuenta los siguientes aspectos para conseguir su mayor bienestar:

- Físicos: Movilidad, comunicación, actividades de la vida diaria, grado de alerta, escalas de funcionalidad [68].

- Nivel de comodidad: valoración global de diferentes síntomas tales como el dolor, las náuseas, los vómitos, el prurito y el estreñimiento[68].
- Emocionales: Ajuste psicológico anterior, depresión, ansiedad, actitud ante la enfermedad, tratamiento, aspectos para hacer frente a las situaciones adversas [68].
- Sociales: Redes de apoyo individual y grupal, seguridad económica, rol en su grupo familiar y cómo éste se ve afectado por la enfermedad [68].

En la evaluación de los pacientes se emplearán diversas escalas que permiten disponer de un lenguaje común para conocer su respuesta al tratamiento como la EVA (Escala Visual Analógica) que mide entre 0 y 10 la intensidad de los síntomas, siendo 0, por ejemplo, en caso de dolor, la ausencia del mismo y 10 el peor dolor posible.

Puede aplicarse a otros síntomas diversos. Existen escalas que miden la funcionalidad y el grado de deterioro como las de ECOG, Karnofsky. Sería interesante incorporar otros elementos de percepción, como dice Bayes[63] para valorar no sólo hasta qué punto se alivia el síntoma, sino si se consigue erradicar o atenuar la sensación de la amenaza que le acompaña con independencia de las causas que lo hayan propiciado, ya que es ésta última la que, en gran medida, origina o modula su malestar [58].

8 RESUMEN

Según Virginia Henderson, esta necesidad al igual que las demás, parten del principio de que todos los seres humanos tienen una serie de necesidades básicas que deben satisfacer. Dichas necesidades, son normalmente cubiertas por cada individuo cuando está sano y tiene los suficientes conocimientos para ello.

De acuerdo con este modelo, la persona desea ser independiente y se esfuerza por conseguirlo, es un todo complejo y si una necesidad no está satisfecha el individuo se convierte en un ser dependiente que requiere la intervención enfermera.

A medida que avanzan las tecnologías, las relaciones aumentan: se desarrollan las comunicaciones, el transporte, aumenta la pobreza en algunos países provocando la emigración y el choque cultural.

La sociedad española de los últimos veinte años ha sufrido cambios estructurales, que tienen importantes repercusiones en la gestión cultural y religiosa que compete al nuevo Estado democrático. Se ha pasado de una sociedad, cultural y religiosamente casi homogénea y monocolor, a otra plural o multicultural.

En España, las principales religiones existentes, como hemos podido ver son los católicos, testigos de jehová musulmanes y budistas. La enfermera debe conocer cuáles son las principales diferencias entre las distintas culturas relacionadas con el proceso de salud enfermedad ya que de esta forma tanto la valoración de enfermería como las intervenciones tendrá en cuenta dichas diferencias y serán de esta forma más efectivas y reales.

Además de las diferencias culturales que posee cada religión, también se encuentran otros factores que influyen directamente en la satisfacción de la necesidad; es decir, los factores biofisiológicos como la edad y etapa de desarrollo, expresiones corporales; los factores psicológicos como la creencia del yo y capacidad de autoconcentración, el compromiso personal, la motivación y emociones, y el acceso progresivo a la espiritualidad y los factores socioculturales como la cultura de cada persona y la religión que profesa.

La valoración de enfermería consiste en el punto de partida del proceso y deberá realizarse de manera individual al principio del proceso o valoración inicial y durante el mismo o valoración continuada. A su vez, según el objetivo al que vaya dirigido puede diferenciarse entre valoración general y focalizada si la atención se centra en un aspecto específico del problema o en tratar el problema en todo su conjunto.

El proceso de valoración comienza con la recogida de datos y sigue con la evaluación de los mismos a través de una entrevista. En la recogida de datos, se deberá reunir toda la información necesaria para poder identificar el problema a tratar y lo llevaremos a cabo recogiendo datos a través de fuentes primarias como lo puede ser el propio paciente o a través fuentes secundarias como textos de referencias. Durante la entrevista cabe resaltar la importancia tanto de los datos objetivos como subjetivos; así como el lenguaje verbal y no verbal.

La enfermera debe tener nociones acerca del lenguaje no verbal de una persona ya que es la forma de comunicación que más transmite durante el proceso. De entre los gestos a analizar se encuentran los movimientos de la cara, manos, brazos, piernas, cabeza... el cuerpo en su totalidad. Su posterior análisis nos dará información sobre el estado de la persona.

Una vez recogida la información necesaria para la valoración de la necesidad se debe valorar y agrupar las mismas en manifestaciones de dependencia e independencia; es decir, si el paciente es o no capaz de satisfacer o no la necesidad. Esta parte de la valoración resulta de gran importancia ya que será a través de las manifestaciones de dependencia donde comenzaremos a trabajar y elaboraremos los principales diagnósticos de enfermería con sus resultados e intervenciones.

De entre los diagnósticos de enfermería que podemos utilizar relacionados con esta necesidad encontramos los siguientes:

- Sufrimiento espiritual.
- Sufrimiento moral.
- Control de impulsos ineficaz.
- Relación ineficaz.
- Riesgo de relación ineficaz.
- Riesgo de sufrimiento espiritual.
- Disposición para mejorar el bienestar espiritual.
- Conflicto de decisiones.
- Ansiedad ante la muerte.
- Deterioro de la religiosidad.
- Riesgo del deterioro de la religiosidad.

- Disposición para mejorar la religiosidad.
- Sufrimiento moral.

Después de ser el paciente diagnosticado, el personal de enfermería realizará un plan de cuidados para conseguir unos objetivos a través de unas intervenciones.

Por otro lado, el plan de cuidados consta de cuatro etapas: establecimiento de prioridades, elaboración de objetivos, desarrollo de las intervenciones de enfermería y asegurarse de que el plan está adecuadamente anotado.

El objetivo del plan de cuidados consiste en promover la comunicación entre cuidadores, dirigir los cuidados y la documentación, crear un registro que posteriormente pueda ser usado para la evaluación y proporcionar documentación sobre las necesidades en el cuidado de la salud para determinar su coste exacto.

En mucho de los casos los planes serán multidisciplinares, en los que la mayoría del personal sanitario se verá involucrado y trabajarán en conjunto por el mismo plan. Sin embargo, el personal de enfermería será quién esté con el paciente las 24 horas del día, por ello estará en la mejor posición para conocer cómo funcionará el plan en su conjunto.

Así mismo, los protocolos de enfermería constituyen uno de los pilares básicos que determinan el compromiso de los profesionales en relación al desarrollo de los cuidados. Cabe destacar el hecho de que los protocolos no deben sustituir el criterio del profesional, el cual tiene la capacidad de decidir cómo actuar en última instancia.

En este libro desarrollamos tres protocolos que están en relación directamente con esta necesidad de creencias como son las actuaciones de enfermería frente a un estoma, un cáncer de mama y una situación de duelo.

Los familiares como el cuidador principal tendrán un papel importante en el desarrollo de estos cuidados y cumplimiento de los objetivos si el paciente reside en su hogar. Por eso, el profesional de enfermería tendrá que mantenerlos informados en todo momento tanto de los cuidados a realizar al enfermo como aportando los sistemas de apoyo necesarios para ello.

Libro 11 NECESIDAD DE CREENCIAS

9 BIBLIOGRAFÍA

1. RAE. (2017). Real Academia Española. [online] Disponible en: http://dle.rae.es/?id=VqE5xte [Consultado 13 enero 2017].
2. Ignaciuk, A. (2009). Anticoncepción y aborto: una propuesta de análisis desde los estudios de género. ea-journal, [online] 1(2), pp.12-13. Disponible en: http://digibug.ugr.es/bitstream/10481/22323/1/Anticoncepcion-aborto-analisis-desde-los-estudios-de-genero.pdf [Consultado 24 enero 2017].
3. Guerrero Moreno, O., Gracia Velilla, E., Palomo Gómez, R., García Bonachera, R., Vázquez Lara, J. and Rodríguez Díaz, L. (2016). Estudio observacional de la analgesia epidural en gestantes en trabajo de parto en el Hospital Universitario de Ceuta. [online] Revista digital del Excmo. Colegio de Enfermería de Cádiz. Disponible en: http://enfermeriagaditana.coecadiz.com/estudio-observacional-de-la-analgesia-epidural-en-gestantes-en-trabajo-de-parto-en-el-hospital-universitario-de-ceuta/ [Consultado 24 enero, 2017].
4. Baker, s. (2017). Los entresijos de las políticas de promoción de la lactancia. [online] crianza natural. Disponible en: http://www.crianzanatural.com/art/art239.html [Consultado 27 enero 2017].
5. Redondo Hermida, Á. (2012). Circuncisión y delito. [online] La Razón. Disponible en: http://www.larazon.es/historico/8903-circuncision-y-delito-por-alvaro-redondo-hermida-HLLA_RAZON_475821 [Consultado 27 enero 2017].
6. D. Grabenstein, J. (2013). What the World's religions teach, applied to vaccines and immune globulins. *ELSEVIER*, [online] 31(16),p.2015. Disponible en: https://linkinghub.elsevier.com/retrieve/pii/S0264-410X(13)00189-8 [Consultado 28 enero 2017].

7. Servicio Andaluz de Salud. (2016). Donación y donantes de órganos y tejidos. [online] Disponible en: http://www.juntadeandalucia.es/servicioandaluzdesalud/principal/documentosAcc.asp?pagina=gr_serviciossanitarios3_6_2_1 [Consultado 28 Enero 2017].

8. Pérez de Heredia y Valle, I. (2014). Cánones introductorios a los sacramentos. Cuestiones preliminares al título de los sacramentos. Anuario de derecho canónico: revista de la Facultad de Derecho Canónico integrada en la UCV, [online] 3(2254-5093), pp.169-170. Disponible en: https://dialnet.unirioja.es/servlet/revista?codigo=19907 [Consultado 28 enero 2017].

9. Carmona González, and Sainz Puente, M. (2009). El bautismo de urgencia, función tradicional de las matronas. Matronas Profesión, [online] 10(4), p.18. Disponible en: http://www.federacion-matronas.org/revista/matronas-profesion/sumarios/i/12277/173/el-bautismo-de-urgencia-funcion-tradicional-de-las-matronas [Consultado 27 enero 2017].

10. Almendros, A. (2015). Claves para atender a un paciente según su religión. [online] Diario Enfermero. Disponible en: http://diarioenfermero.es/enfermeria-intercultural/ [Consultado 28 enero 2017].

11. El Confidencial. (2017). Incineración: estas son las normas de la Iglesia para conservar las cenizas. [online] Disponible en: http://www.elconfidencial.com/sociedad/2016-10-25/cremacion-cenizas-vaticano-funeral-entierro_1280117/ [Consultado 28 enero 2017].

12. Murillo Godíne, G. (2010). Las transfusiones de sangre y los Testigos de Jehová.1 Aspectos ético-médico-legales aún no resueltos. Medigraphic, [online] 26(4), pp.391-392. Disponible en: http://www.medigraphic.com/pdfs/medintmex/mim-2010/mim104k.pdf [Consultado 29 enero 2017].

13. Monés, J. and Teré, J. (2009). Consideraciones éticas y legales de la negativa a recibir transfusión de sangre. *ELSEVIER*, [online] 132(16 mayo 2009). Disponible en: http://www.elsevier.es/es-revista-medicina-clinica-2-articulo-consideraciones-eticas-legales-negativa-recibir-S002577530800050X#cor1 [Consultado 29 enero 2017].

14. Salud Extremadura. (2016). Donación y Trasplantes. [online] Disponible en: http://saludextremadura.gobex.es/web/portalsalud/colectivos/donaytrasplant/preguntas-frecuentes-donacion [Consultado 29 enero 2017].

15. F. Lantigua, I. (2016). Los ritos funerarios según la religión. [online] El Mundo. Disponible en: http://www.elmundo.es/sociedad/2016/04/06/57041a7a22601d607c8b46

11.html [Consultado 29 enero 2017]

16. SESCAM, (2010). Guía de gestión de la diversidad religiosa en los centros hospitalarios. Castilla-La Mancha: SESCAM, p.44.

17. Salud y Cultura. (2009). Atención sanitaria a la población de origen magrebí. [online] Disponible en: http://www.saludycultura.uji.es/magreb6.php [Consultado 8 febrero 2017].

18. Trujillo, J. (2011). Gastronomía budista. [online] Directo al paladar. Disponible en: https://www.directoalpaladar.com/cultura-gastronomica/gastronomia-budista [Consultado 10 febrero 2017].

19. Sandoval Manríquez, M. (2007). Sociología de los valores y juventud. Scielo, [online] 15(27), pp.104-105. Disponible en: http://www.scielo.cl/pdf/udecada/v15n27/art06.pdf [Consultado 12 febrero 2017].

20. La comunicación no verbal. (2017). 1st ed. [ebook] McGraw-Hill INTERNATIONAL, pp.72-75- 80. Disponible en: http://assets.mheducation.es/bcv/guide/capitulo/8448175743.pdf [Consultado 12 febrero 2017].

21. Universidad de Cantabria. (2010). El contacto físico. [online] Disponible en: http://ocw.unican.es/ciencias-de-la-salud/ciencias-psicosociales-i/materiales/bloque-tematico-ii/tema-6.-la-comunicacion-1/6.1.4.12-el-contacto-fisico/skinless_view [Consultado 12 febrero 2017].

22. Echegoyen Olleta, J. (2017). Diccionario de psicología científica y filosófica. [online] e-torredebabel. Disponible en: http://www.e-torredebabel.com/Psicologia/Vocabulario/Ideal-Yo.htm [Consultado 18 Febrero 2017].

23. Cortés, F. (2014). La importancia de nuestro compromiso personal: Dar sentido a nuestro día a día. [online] guioteca. Disponible en: https://www.guioteca.com/espiritualidad/la-importancia-de-nuestro-compromiso-personal-dar-sentido-a-nuestro-dia-a-dia/ [Consultado 18 febrero 2017].

24. Méndez, A. (2016). Motivación intrínseca y extrínseca. [online] euroresidentes. Disponible en: https://www.euroresidentes.com/empresa/motivacion/motivacion-extrinseca [Consultado 18 febrero 2017].

25. Observatorio de Metodología Enfermera. (2017). Patrón 11: valores-creencias. [online] Disponible en: http://ome.fuden.es/media/docs/CENES_variables_patron_11.pdf [Consultado 10 abril 2017].

26. Vilà Baños R, Los aspectos no verbales en la comunicación intercultural. Ra Ximhai 20128223-239. Disponible en: http://www.redalyc.org/articulo.oa?id=46123366010. F [Consultado 11 abril 2017].

27. Proceso Enfermero desde el modelo de cuidados de Virginia Henderson y los Lenguajes NNN. (2010). Primera edición[ebook] Jaén: Ilustre Colegio Oficial de Enfermería de Jaén, pp.24-27. Disponible en: http://enfermeriacomunitaria.org/web/attachments/article/694/Proceso%20enfermero.pdf [Consultado 11 abril 2017].

28. Herdman TH. NANDA Internacional. Diagnósticos enfermeros: definiciones y clasificación2012-2014. Barcelona: Ed. Elsevier; 2013

29. Guía de prácticas clínicas. Escuela de enfermería, fisioterapia y podología. Disponible en: http://pendientedemigracion.ucm.es/info/euefp/Guia/Guia_CD/Por%20cursos/Tercero/Dx_tercero.htm [Consultado 20 de Enero 2017] [Consultado 20 de Enero 2017]

30. Generalitat Valenciana. Conselleria de Sanitat: Generalitat Valenciana, 2006. Coordinación: Josep Adolf Guirao-Goris. Servici de protol·litzacio i integració assistencial. D.G. d'Assistència Sanitària. Agència Valenciana de la Salut.

31. Dan L. Longo, M. A. (2012). Harrison Principios de la Medicina Interna. México: Mc Graw Hill

32. Brito R J, Jiménez V K, Tolorza L G, Siqués L P, Rojas P EF, Barrios P L. Impacto de la ostomía en el paciente y su entorno. Revista Chilena de Cirugía [Internet]. [2004; consultado el 8 de marzo de 2017]; 56(1) 31-34. Disponible en: http://betacir.revistacirugia.cl/PDF%20Cirujanos%202004_01/Rev.Cir.1.04.(07).AV.pdf

33. Charúa Guindic L, Benavides León CJ, Villanueva Herrero JA, Jiménez Bobadilla B, Abdo Francis JM, Hernández Labra E. Calidad de vida del paciente ostomizado [Internet] [2011;consultado el 8 de Marzo de 2017]; 79(2) 149-155. Disponible en: http://www.medigraphic.com/pdfs/circir/cc-2011/cc112h.pdf de Enfermería (NIC). 5ª ed. Barcelona: Elsevier España S.L.; 2009.

34. Sánchez Relinque D. Indicaciones y técnicas de las ileostomías. En García-Sosa Romero E, Rodríguez Ramos M, editores. Estomas digestivos. Técnicas, indicaciones y cuidados. Cádiz: Servicio de Publicaciones de la Universidad de Cádiz; 2011. p. 97-106.

35. Martín JM. Indicaciones y tipos de colostomías. En García-Sosa Romero E, Rodríguez Ramos M, editores. Estomas digestivos. Técnicas, indicaciones y cuidados. Cádiz: Servicio de Publicaciones de la Universidad de Cádiz; 2011. p. 107-122.

36. Noda Sardiñas CL, Alfonso Alfonso Alfonso LE, Fonte Sosa M, Valentín Arbona FL, Reyes Martínez ML. Problemática actual del paciente con ostomía. Revista Cubana Medicina Militar [Internet][2008; consultado el 8 de Marzo de 2017]; 30(4) 256-262. Disponible en:

http://scielo.sld.cu/scielo.php?pid=S0138-65572001000400008&script=sci_arttext
37. Bulechek GM, Butcher HK, McCloskey-Dochterman J, editores Clasificación de Intervenciones de Enfermería (NIC). 5º ed. Barcelona: Elsevier; 2009.
38. AECC: Asociación española contra el cáncer [INTERNET] AECC. [Actualizado 5 de octubre de 2016; revisado 10 de febrero de 2017]. Disponible en: http://www.aecc.es/SobreElCancer/CancerPorLocalizacion/CancerMama/Paginas/cancerdemama.aspx
39. Muñoz Torres TJ, Rocha Rodríguez R, Méndez Bernal MY. Plan cuidado enfermero estandarizado en paciente con cáncer de mama. Rev Enferm Inst Mex Seguro Soc. 2012;20(2):97-104.
40. Marisa de la Rica Escuín. DUE Equipo de Soporte de Atención Domiciliaria (E.S.A.D.) Hospital San Juan de Dios. Zaragoza. Disponible en: http://tucuidas.laenfermeria.es/?p=762 [consultado 3 de marzo de 2017].
41. Alivio del dolor y tratamiento paliativo en el cáncer. Informe de un Comité de Expertos de la OMS. Serie de Informes Técnicos 804, 1990,45-72.
42. Astudillo W. Mendinueta C., Orbegozo A. Presente y futuro de los Cuidados Paliativos. En: Avances recientes en Cuidados Paliativos. Editado por W. Astudillo, A. Morales, E. Clavé, A. Cabarcos y E. Urdaneta. Sociedad Vasca de Cuidados Paliativos, San Sebastián, 2002,15-46.
43. Sepúlveda C., Martín A., Yosguida T. Ulrich A., Palliative Care: The World Health Organization Global Perspective. J. Pain Symptom Manage, 2002, 24,2,91-96
44. Index de Enfermería. El Enfermo terminal como protagonista. Invierno 1998 Año VII,nº 23.
45. Astudillo W. Mendinueta c. Cuidados Paliativos en las enfermedades no neoplásicas. En: Cuidados del Enfermo en fase terminal y atención a su familia. Editado por W. Astudillo, C. Mendinueta y E. Astudillo, EUNSA, 4ª Edición., Barañain, 227-246.
46. Cabarcos A., Astudillo W. Nuevos criterios para la actuación sanitaria en la terminalidad. En: "Avances recientes en Cuidados Paliativos, editado por W.Astudillo, A. Morales, E. Clavé, A. Cabarcos, E. Urdaneta. Sociedad Vasca de Cuidados Paliativos. 2003,49-87.
47. ¿Qué pacientes son susceptibles de recibir Cuidados Paliativos? Notas Paliativas 2003,3:1,6. La enfermería y la filosofía de los cuidados al final de la vida Ana Orbegozo A. y Wilson Astudillo A.
48. Sánchez Sobrino M. Información y comunicación en nuestro medio. En: Libro de Ponencias del 2º Congreso de la SECPAL. Santander, mayo,

1998,313-315

49. Gómez Pérez. C. La Enfermería en Cuidados Paliativos. En: Enfermería en Cuidados Paliativos, editado por E. López Imedio. Editorial Panamericana, 1998, 31- 34.

50. Astudillo W. Mendinueta C. Cómo ayudar a un enfermo en fase terminal. Editado por la Sociedad Vasca de Cuidados Paliativos, San Sebastián,4ª edición 2003.

51. Wong, E.V. Franssen E., Schumacher E., Connolly R., Evans M, et al. What do patients with advanced cancer and their carers want to know? A needs assessment. Support Care Cancer, 2002, 10:408-415.

52. Bayés R. Alguna aportaciones de la Psicología del tiempo a los Cuidados Paliativos. Medicina Paliativa 2000,17: 3,101.105.

53. Bayés R., Limonero J.T. Prioridades en el tratamiento de los síntomas que padecen los enfermos oncológicos en situación terminal. Med. Paliativa.1999, 6:1,17-19.

54. Cassell E. The nature of suffering and the goals of Medicine. N.Y.Oxford University Press, 1991.

55. Martínez M., Nekolichuk Ch, Bruera E. La frecuencia del dolor y su relación con otros síntomas psicosociales. Medicina Paliativa,1999,6: 3,116-120.

56. González G. Elliot K.J., Portenoy, R.K. Foley K.M. The impact of a comprehensive evaluation in the management of cancer pain. Pain 1991;47;141-144.

57. Olivera Domínguez S. Guía de Cuidados a Ostomizados. Notas sobre el cuidado de Heridas. Huelva: Molina Moreno Editores; 2017.

58. Chapman C.R., Gravrin J. Suffering and its relationship to pain. J. Palliative care, 1993;9:2,5-13

59. Jovel A.J. Medicina basada en la afectividad. Med. Clin. (Barc) 1999,113,173-175.

60. Twycross, R.G. Lack S., Symptom control in far advanced cancer. Pain relief. Putman Press. London, 1983,43-45.

61. Torralba J. Rosello F. Ética y estética de los Cuidados Paliativos. Medicina Paliativa 1999,4,159-163.

62. Gómez Barón M. Lacasta R.,M., Ordóñez A. Cuestionario preliminar para la identificación y alivio del sufrimiento.

63. Astudillo W., Mendinueta C. Cómo ayudar a la familia en fase terminal. Editado por la Sociedad Vasca de Cuidados Paliativos. San Sebastián, 2ª edición 2002.

64. Baird M.A., Grant, W., Familia y Salud. En: R. Taylor. Medicina de Familia. Springer Verlag.

65. Sosa M. Navarro F., Rodríguez F., Marrero M., Manrique de Lara y del Rio. B. La familia en Medicina Paliativa. El problema del duelo. En:

Medicina del dolor. L.M. Torres., M. Elorza, M. Gómez. S. Muriel, E. Reig., Barcelona, Masson,1997. 407-415.

66. Astudillo W. Mendinueta C. Importancia del apoyo psicosocial en la terminalidad. En: Necesidades psicosociales en la terminalidad, editado por W. Astudillo, E. Clavé y E. Urdaneta. Sociedad Vasca de Cuidados Paliativos, San Sebastián, 2001, 19-41.

67. Doyle D. Domiciliary terminal care. Churchill Livingstone, Edinburgh, 1987m 81-83.

68. Astudillo W., Mendinueta C. Importancia de la enfermería en los Cuidados Paliativos. Rev. Soc. Esp. Dolor, 1995;2:264-270.

69. Astudillo W. Mendinueta C. Larraz M., Gabilondo S. La labor de la enfermería con el enfermo terminal. En: Cuidados del Enfermo en fase terminal y atención a su familia. Editado por W. Astudillo, C. Mendinueta y E. Astudillo, EUNSA, Barañain,2002, 4 ª Edición, 93-103.

70. Cabezas P.C. Síndrome de desgaste profesional, estrés laboral y calidad de vida profesional (Editorial) FMC 1998;5:491.

Libro 11 NECESIDAD DE CREENCIAS

10 ANEXOS

Libro 11 NECESIDAD DE CREENCIAS

TABLAS

EDITOR: *Diego Molina Ruiz*

ANEXO 1. TABLA 1
TABLA 1. SUFRIMIENTO ESPIRITUAL

Suframiento espiritual
Definición: Alteración del principio vital que satura todo su ser e integra y trasciende la naturaleza biológica y psicosocial del ser humano.
Factores Relacionados: Separación de los vínculos culturales o religiosos.   Puesta a prueba del sistema de creencias y valores.
Criterios de Resultado: Bienestar espiritual.   Esperanza.

Fuente: Elaboración propia.

EDITOR: *Diego Molina Ruiz*

ANEXO 2. TABLA 2
TABLA 2. BIENESTAR ESPIRITUAL

Bienestar espiritual
Definición: expresiones personales de vinculaciones con el yo, los otros, el poder superior, toda la vida, la naturaleza y el universo que trascienden y se apoderan del yo.
Intervenciones: Apoyo emocional   Apoyo espiritual   Asesoramiento   Clarificación de valores   Cuidados en la agonía   Dar esperanza   Facilitación del crecimiento espiritual   Facilitar el duelo   Facilitar el perdón

Fuente: Elaboración propia.

EDITOR: *Diego Molina Ruiz*

ANEXO 3. TABLA 3
Tabla 3. RIESGO DE SUFRIMIENTO ESPIRITUAL

Riesgo de sufrimiento espiritual
Definición: Riesgo de sufrir una alteración de la sensación de conexión armoniosa con la vida y con el universo en la que pueden modificarse las dimensiones que trascienden al yo y le confieren poder.
Factores Relacionados: Ansiedad agotadora   Baja autoestima   Bloqueo del amor hacia uno mismo   Malas relaciones   Estrés físico o psicológico   Abuso de sustancias   Pérdida de un ser querido   Pérdidas situacionales   Pérdidas de maduración   Incapacidad para perdonar   Enfermedad mental   Enfermedad física   Desastres naturales
Criterios de Resultado: Bienestar espiritual   Esperanza

Fuente: Elaboración propia.

EDITOR: *Diego Molina Ruiz*

ANEXO 4. TABLA 4

TABLA 4. DISPOSICIÓN PARA MEJORAR EL BIENESTAR ESPIRITUAL

Disposición para mejorar el bienestar espiritual
Definición: proceso personal de desarrollo o revelación del misterio mediante una interconexión armoniosa que procede de los recursos internos
Factores Relacionados: Pendiente de desarrollo
Criterios de Resultado: Bienestar   Bienestar espiritual   Calidad de vida   Esperanza

Fuente: Elaboración propia.

EDITOR: *Diego Molina Ruiz*

ANEXO 5. TABLA 5
TABLA 5. BIENESTAR

Bienestar
Definición: satisfacción expresada sobre el estado de salud
Intervenciones:
Apoyo espiritual
Ayuda en la modificación de sí mismo
Facilitar la autorresponsabilidad
Facilitar la meditación
Facilitación del crecimiento espiritual
Fomento de la resistencia
Fomento del ritual religioso
Potenciación de la autoestima
Potenciación de la conciencia de sí mismo
Potenciación de los roles
Biblioterapia

Fuente: Elaboración propia.

EDITOR: *Diego Molina Ruiz*

ANEXO 6. TABLA 6
TABLA 6. BIENESTAR ESPIRITUAL

Bienestar espiritual
Definición: expresiones personales de vinculaciones con el yo, los otros, el poder superior, toda la vida, la naturaleza y el universo que trasciende y se apodera del yo.
Intervenciones: Apoyo emocional Biblioterapia Facilitación del crecimiento personal Facilitar la meditación Fomento de la resistencia Fomento del ritual religioso Potenciación de la autoestima Potenciación de la conciencia de sí mismo

Fuente: Elaboración propia.

EDITOR: *Diego Molina Ruiz*

ANEXO 7. TABLA 7
TABLA 7. CALIDAD DE VIDA

Indicador	Descripción					
200001	Satisfacción con el estado de salud	1	2	3	4	5
200002	Satisfacción con las condiciones sociales	1	2	3	4	5
200007	Satisfacción con las relaciones íntimas	1	2	3	4	5
200008	Satisfacción con los objetivos conseguidos en la vida	1	2	3	4	5

Fuente: Elaboración propia.

EDITOR: *Diego Molina Ruiz*

ANEXO 8. TABLA 8
TABLA 8. SALUD ESPIRITUAL

Indicador	Descripción					
200103	Expresión de significado y fin de la vida	1	2	3	4	5
200105	Expresión de serenidad	1	2	3	4	5
200111	Participación en ritos y ceremonias espirituales	1	2	3	4	5
200117	Relación con los demás para compartir pensamientos, sentimientos y creencias	1	2	3	4	5

Fuente: Elaboración propia.

EDITOR: *Diego Molina Ruiz*

ANEXO 9. TABLA 9
TABLA 9. BIENESTAR PERSONAL

Indicador	Descripción					
200201	Satisfacción con la realización de las AVD	1	2	3	4	5
200203	Satisfacción con la interacción social	1	2	3	4	5
200205	Satisfacción con el funcionamiento fisiológico	1	2	3	4	5
200206	Satisfacción con el funcionamiento cognitivo	1	2	3	4	5
200207	Satisfacción con la capacidad de relax	1	2	3	4	5

Fuente: Elaboración propia.

EDITOR: *Diego Molina Ruiz*

ANEXO 10. TABLA 10
TABLA 10. MUERTE CONFORTABLE

Indicador	Descripción					
200701	Calma y tranquilidad	1	2	3	4	5
200702	Comodidad	1	2	3	4	5
200703	Permeabilidad de las vías aéreas	1	2	3	4	5
200705	Posición cómoda	1	2	3	4	5
200706	Músculos del cuello, del tronco y las extremidades relajados	1	2	3	4	5
200707	Apoyo de amigos y familia	1	2	3	4	5
200708	Higiene personal	1	2	3	4	5
200709	Higiene bucal	1	2	3	4	5
200710	Ingesta de alimentos y líquidos	1	2	3	4	5

Fuente: Elaboración propia.

EDITOR: *Diego Molina Ruiz*

SOBRE EL EDITOR

DIEGO MOLINA RUIZ, Puertollano (Ciudad Real), 15 de Febrero de 1959.

Formación académica

Licenciado en Enfermería. Universidad Hogeschool Zeeland (Holanda) 2002. Especialista en Enfermería Médico-Quirúrgica. Master en Ciencias de la Enfermería. Universidad de Huelva. Diploma de Estudios Avanzados en Medicina Preventiva y Salud Pública, Universidad de Huelva.

Lugar de trabajo

Enfermero Comunitario UGC Gibraleón del Distrito Sanitario Huelva Costa Condado Campiña.

Profesor asociado Departamento de Enfermería, Universidad de Huelva.

Experiencia previa

Autor y Editor de editorial especializada CC SS. Enfo Ediciones, FUDEN, Madrid.

Como docente ha impartido los Módulos 6 sobre Técnicas de Resonancia Magnética y 7 sobre Técnicas de asistencia en Exploraciones Ecográficas del Curso de Formación Profesional Ocupacional "Técnico en Radiodiagnóstico" con Expediente 98/2005/J/221 y N° 21 – 15, de la Consejería de Empleo de la Junta de Andalucía, con un total de 250 horas docentes.

Desde 2006 desarrolla labor docente como profesor asociado en la Universidad de Huelva.

EDITOR: *Diego Molina Ruiz*

Experiencia investigadora

- **Líneas de investigación:** Salud Laboral, Atención Primaria, Preanalítica, Salud Mental.
- **Participación en proyectos de investigación**
  - Investigador colaborador en el proyecto FIS 12/ 1099.
  - En la actualidad participa en un proyecto de investigación en salud FIS.
- **Participación en proyectos editoriales**

  Más de 40 artículos publicados en revistas de enfermería y biomédicas, nacionales e internacionales. Más de 65 capítulos de libros y más de 60 libros como autor y editor.

Otros méritos

Miembro del Comité de Ética Asistencial de Huelva.

SOBRE LAS AUTORAS

MARÍA NARANJO ADAME, Palos de la Frontera (Huelva), 10 de Marzo de 1992.

Formación académica

Graduada en Enfermería. Universidad de Huelva (2016). Máster propio en Atención Prehospitalaria, Catástrofes y Acción Humanitaria. Universidad de Sevilla. Técnico Superior de Laboratorio de Diagnóstico Clínico. IES Fuentepiña (Huelva).

Experiencia previa

Instructora en Soporte Vital Básico y desfibrilación semiautomática. Sociedad Española de Medicina Intensiva, Crítica y Unidades Coronarias.

Participación en proyectos editoriales

Autora en el Proyecto Editorial *Notas sobre las 14 Necesidades de Virginia Henderson*.

ISABEL Mª GAYANGO CARDOSO. Jerez de la Frontera (Cádiz), 7 de Agosto 1990.

Formación académica

Diplomada en Enfermería por la Universidad de Ceuta (Campus Granada). Máster propio en cuidados especializados de enfermería de urgencias, áreas de pacientes críticos y post anestesia. Universidad de Valencia. Realización de diferentes cursos a través de LOGGOS y SATSE.

Lugar de trabajo

Enfermera para Accurate Care en Noruega asistiendo a pacientes en sus domicilios. Cuidados orientados a paciente con E.L.A. y Sdr. de Emanuel.

Experiencia previa

CENTRO MÉDICO NUESTRA SEÑORA DE LOS REMEDIOS. Actividades de enfermería en servicios de urgencias y emergencias móviles. 19/04/2015- 16/05/2015

HOSPITAL COMARCAL VIRGEN DE LAS MONTAÑAS DE VILLAMARTIN. Actividades de enfermería en medicina interna orientadas al cuidado del paciente al igual que la preparación y administración de medicación. 07/05/2012 – 07/11/2012

ENFERSALUS. Actividades de enfermería dirigidas a pacientes psiquiátricos colaborando con la clínica Dra. Hallin además de prestar atención especializada en domicilio a pacientes con diferentes patologías. 25/01/2014 – 01/04/2015.

Participación en proyectos editoriales

Autora en el Proyecto Editorial *Notas sobre las 14 Necesidades de Virginia Henderson.*

TÍTULOS DE LA COLECCIÓN
Notas sobre las 14 Necesidades de Virginia Henderson (14 Libros)

Libro 1: **RESPIRACIÓN.** Necesidad de Respiración. Vol. 1
Libro 2: **ALIMENTACIÓN.** Necesidad de Alimentación. Vol. 2
Libro 3: **ELIMINACIÓN.** Necesidad de Eliminación. Vol. 3
Libro 4: **MOVIMIENTO.** Necesidad de Movimiento. Vol. 4
Libro 5: **SUEÑO Y DESCANSO.** Necesidad de Sueño y Descanso. Vol. 5
Libro 6: **ARREGLO PERSONAL.** Necesidad de Arreglo Personal. Vol. 6
Libro 7: **TEMPERATURA.** Necesidad de Temperatura. Vol. 7
Libro 8: **HIGIENE.** Necesidad de Higiene. Vol. 8
Libro 9: **SEGURIDAD.** Necesidad de Seguridad. Vol. 9
Libro 10: **COMUNICACIÓN.** Necesidad de Comunicación. Vol. 10
Libro 11: **CREENCIAS.** Necesidad de Creencias. Vol. 11
Libro 12: **CRECIMIENTO PERSONAL.** Necesidad de Crecimiento Personal. Vol. 12
Libro 13: **ENTRETENIMIENTO.** Necesidad de Entretenimiento. Vol. 13
Libro 14: **APRENDIZAJE.** Necesidad de Aprendizaje. Vol. 14

EDITOR: *Diego Molina Ruiz*

Diego Molina Ruiz es ante todo un estudioso de los temas Socio-Sanitarios de actualidad. Autor y editor de diversos libros científico-técnicos relacionados con la salud y el medio ambiente.

En la actualidad trabaja para el Servicio Andaluz de Salud y como profesor de la Universidad de Huelva, donde participa como investigador de proyectos del Fondo de Investigaciones Sanitarias (FIS).

Nota del Editor:

Para poder atender cualquier consulta relacionada con el presente libro o bien con la colección a la que pertenece, quedo en todo momento a disposición de todos los lectores en la siguiente dirección de correo electrónico:

molina.moreno.editores@gmail.com

Edición impresa en papel y ebook disponible en:

www.amazon.com y www.amazon.es

EDITOR: *Diego Molina Ruiz*

Copyright © 2017 Diego Molina Ruiz (Editor)

Edita: sapientiaEd diegomolinaruiz@gmail.com

Coordinadora Editorial: Alba Flores Reyes

Diseño de portada: Diego Molina Ruiz

Imagen de portada: María López Zapata

Título del Libro: Necesidad de Creencias

Libro número 11

Serie: Notas sobre las 14 Necesidades de Virginia Henderson

Primera edición: 25/10/2017

Nº de páginas: 131

Autora: María Naranjo Adame

Autora: Isabel María Gayango Cardoso

All rights reserved / Todos los derechos reservados

ISBN-10: 1979202206
ISBN-13: 978-1979202206

Edición impresa en papel y ebook disponible en:
www.amazon.com y www.amazon.es

Todos los derechos reservados. Este libro o cualquiera de sus partes no podrán ser reproducidos ni archivados en sistemas recuperables, ni transmitidos en ninguna forma o por ningún medio, ya sean mecánicos o electrónicos, fotocopiadoras, grabaciones o cualquier otro sin el permiso previo de los titulares del Copyright. Las imágenes han sido cedidas por los autores y se prohíbe la reproducción total o parcial de las mismas.

www.ingramcontent.com/pod-product-compliance
Lightning Source LLC
Chambersburg PA
CBHW070253230526
45470CB00002B/581